眼科常见疾病
诊断与治疗精要

主编 王 莉 储三军 贾 飞 胡怀彬

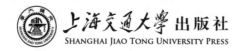

上海交通大学出版社
SHANGHAI JIAO TONG UNIVERSITY PRESS

内容提要

　　本书论述了眼科常用检查方法，对角膜疾病、结膜疾病、视网膜疾病、白内障和青光眼等病的基础与临床，内容包括疾病的病因、发病机制、临床表现、实验室检查、诊断与鉴别诊断、治疗及预防等。全书内容丰富、重点突出，具有很强的可操作性，适用于眼科学专业人员和医学院校学生使用，对其他专业临床医师也有参考价值。

图书在版编目（CIP）数据

　　眼科常见疾病诊断与治疗精要 / 王莉等主编． --上海 ：上海交通大学出版社，2023.12
　　ISBN 978-7-313-29639-9

　　Ⅰ．①眼… Ⅱ．①王… Ⅲ．①眼病－常见病－诊疗
Ⅳ．①R771

　　中国国家版本馆CIP数据核字（2023）第195086号

眼科常见疾病诊断与治疗精要
YANKE CHANGJIAN JIBING ZHENDUAN YU ZHILIAO JINGYAO

主　　编：王　莉　储三军　贾　飞　胡怀彬	
出版发行：上海交通大学出版社	地　　址：上海市番禺路951号
邮政编码：200030	电　　话：021-64071208
印　　制：广东虎彩云印刷有限公司	
开　　本：710mm×1000mm　1/16	经　　销：全国新华书店
字　　数：216千字	印　　张：12.25
版　　次：2023年12月第1版	插　　页：2
书　　号：ISBN 978-7-313-29639-9	印　　次：2023年12月第1次印刷
定　　价：198.00元	

编委会

主　编

王　莉　储三军　贾　飞　胡怀彬

副主编

刘　杰　唐海霞　饶玉萍　樊　倩

编　委（按姓氏笔画排序）

王　莉　山东省金乡县人民医院

刘　杰　山东省淄博市博山区医院

赵　晶　河南省三门峡市中心医院

胡怀彬　中国中医科学院眼科医院

饶玉萍　湖北省恩施土家族苗族自治州中心医院

耿英云　河南省郑州奥弗克眼科医院

贾　飞　山东省淄博市淄川区城区卫生院

唐海霞　山东省青岛市市南区人民医院

储三军　山东省济宁市第三人民医院（兖州区人民医院）

樊　倩　天津市眼科医院

主编简介

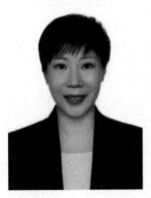

◎王 莉

  毕业于山东医科大学临床医学专业，现就职于山东省济宁市金乡县人民医院，现任济宁医学院兼职教授。擅长眼部综合美容整形，白内障、青光眼、眼底病等疾病的诊治。曾多次获济宁市"优秀医师"等荣誉称号。

前　言

　　眼球是一部生物照相机,万紫千红的世界景观、人们的喜怒哀乐全都靠这部精美的相机捕捉,这些信息通过视神经传到大脑,经过大脑处理后逐渐形成了人们的世界观和人生观,外界信息约 90% 都由眼睛获得。因此,眼睛是否健康、视力是否正常,直接影响人们的生活质量。

　　眼科作为一门独立的临床学科,按病种可分为眼表病专科、泪道病专科、眼睑及眼眶病专科、视光专科、准分子激光专科、青光眼专科、白内障专科、斜弱视专科、眼底病专科、葡萄膜炎专科、视神经与视路专科及眼外伤专科等。国内外眼科事业的迅猛发展,使得眼科范围内的新理论、新技术、新设备不断涌现,对于终日忙于临床诊疗工作的广大眼科医师,特别是青年医师来说,能用较短的时间查阅并获取到较为广泛的知识,尤为重要。因此,编写一本既全面系统,又简明扼要,既有基本理论、基础知识和基本技能,又能反映当代眼科进展的较全面的眼科类书籍将是十分必要的。基于这种考虑,我们特组织眼科学专家编写了《眼科常见疾病诊断与治疗精要》一书。

　　本书在借鉴国外眼科医学理论的基础上,通过结合我国国内眼科学发展的实际情况撰写而成,首先论述了眼科常用检查方法,而后对角膜疾病、结膜疾病、视网膜疾病、白内障和青光眼进行详细阐述,内容包括疾病的病因、发病机制、临床表现、实验室检查、诊断与鉴别诊断、治疗及预防等。全书内容丰富、重点突出,具有很强的可操作性,对于规范我国眼科检查和治疗,以及技术操作,提高医疗质量具有重要的指导作用,且能有效降低眼科疾病的误诊误治率。本书适用于眼科学专业人员和医学院校学生使用,对其他专业临床医师也有参考价值。

尽管在本书编撰过程中,编者们做出了巨大的努力,对稿件进行了多次认真的修改,尽可能把基本的眼科学理论和最新研究成果呈现给读者。但由于编写经验不足,加之编写时间有限,书中如存在遗漏之处,敬请广大读者提出宝贵的修改建议,以期再版时修正完善。

《眼科常见疾病诊断与治疗精要》编委会

2023 年 4 月

目　录

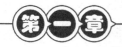

眼科常用检查方法

第一节　眼部功能检查

眼病诊断的主要依据之一,功能检查又分为主观检查和客观检查。

一、视力检查

视力分为中心视力与周边视力,周边视力又称视野。中心视力分为远视力与近视力,是形觉的主要标志,视力是分辨二维物体形状大小的能力,中心视力反映视网膜黄斑中心凹处的视觉敏感度。视力表是检查中心视力的重要工具。

(一)视力表原理

视力表是根据视角原理设计的。沿用天文学方面的提议,人眼能分辨出两点间最小距离的视角是1分(1')角,视力是根据视角算出来的。视力是视角的倒数,视角为1'时,则视力=1/1'=1.0;如视角为5'时,则视力为1/5'=0.2。目前常用的是国际标准视力表及ETDRS视力表。

国际标准视力表上1.0行的E字符号,在5m处,每一笔画的宽度和笔画间隙的宽度各相当于1'角。正确认清这一行,即具有1.0的视力。有些视力表不采用小数记录而是采用分数记录。其将视力表置于6m或20 ft(1 ft=0.304 8 m)处,将视力记录为6/6、6/12、6/30、6/60或20/20、20/40、20/200等,亦可换算成小数。除字母外,视力表的E字图形亦可用有缺口的环形符号、黑白相间的条纹和简单易识的图形代替。

实际上,真正测量远方视力的距离是5m以上,因为5m以外的发散光线进入瞳孔时方可近似地视为平行光线。

视力计算公式为V=d/D,V为视力,d为实际看见某视标的距离,D为正常眼应当看见该视标的距离。

对数视力表:有些视力表视标增进率与视角增进率不一致。如视标 0.1 行比 0.2 行大 1 倍,而视标 0.9 行比 1.0 行仅大 1/9。对数视力表,视标阶梯按视角递增,两行视标视角差异大小为 1.26。采用 5 分记录法。国外的 LogMAR 视力表采用对数法进行视标等级的分级。美国糖尿病视网膜病变早期治疗研究(ETDRS)组采用的视力检查法是目前国外临床试验的标准方法,采用对数视力表,视标增率为 1.26,每隔 3 行视角增加 1 倍,如小数记录行 1.0、0.5、0.25、0.126。该视力表共 14 行,每行 5 个字母,检查距离 4 m,识别 1 字为 1 分。全部识别为 100 分,相当于视力 2.0。如能正确读出≥20 个字母(视力>0.2 时),记分+30 分;视力<0.2 时,1 m 处检查,记分为 4 m 时正确读出的字母数+在 1 m 处正确读出的字母数。在 1 m 处不能正确读出字母记录:光感或无光感。

视标的种类:Snellen E 字形、英文字母或阿拉伯数字、Landolt 带缺口的环形视标、儿童用的简单图形视标。

另外,视力表应该防止被检查者背诵或默记下来。可选择转盘式、投影式、荧光屏式。为适应流行病学调查需要,也可应用便携式视力表。视标虽种类繁多,但存在统一的标准化问题。

(二)视力测定法

测量视力应分别于左、右眼进行,惯例是先右后左,测量时可遮盖对侧眼,但不要压迫眼球。

1.远视力检查

标准的照明,受检者距视力表 5 m,并且安置的高度应使视标与受检眼等高。由上而下指出视力表的字符,受检者能正确认清的那一行的标志数字为受检者的视力。如果最低视力行字符(0.1)仍不能辨别,应嘱受检者逐步向视力表走近,直到认清为止。以实际距离计算,如辨认清楚最大视标(相当于 0.1)时的距离为 4 m 时,则测算出视力为 0.1×4/5=0.08。如受检者已戴眼镜,应检查和记录裸眼视力及戴眼镜矫正视力。如走到距视力表 1 m 处不能分辨 0.1 的视标,则查数指。嘱受检者背光而立,检查者伸出不同数目的手指,记录距离,如"数指/15 cm"。如距眼 5 cm 处仍不能正确数指,则查手动,在受检眼的眼前摆动检查者的手,记录能正确判断手动的距离,如"手动/10 cm"。

受检者如不能正确判断手动,则检查光感。于暗室内用检眼镜或手电照射受检眼,请受检者判断眼前是否有光亮,如判断正确,则记录"光感/距离",否则,为"无光感"。检查时将对侧眼严密遮盖,还需检查光源定位能力。受检眼注视前方,将光源放在受检眼前 1 m 处的上、下、左、右、左上、左下、右上、右下 8 个方位,检测受检眼能否判定光源方向,记录各方位光定位能力。

儿童视力检查:新生儿追随光源,浏览周围目标;3 个月双眼集合注视手指,遮健眼时患儿试图躲避。

视动性眼球震颤:将黑白条栅测试滚动柱置于婴儿眼前,在转动滚动柱时,双眼先是随着测试柱顺向转动,随之骤然逆向转动,逐渐将测试柱条栅变窄,直至被检者不产生视动性眼球震颤为止,可评估视力。视觉诱发电位也可客观地估测儿童视功能。

防止背诵视力表很有体检意义,防止背诵视力表者的伪视力。

2.近视力检查

应用标准视力表,在充足照明下,放在一定的距离处检查,如视力很差,可改变距离,直至获得最佳测量结果时,记录视力同时,记录实测距离。

3.婴幼儿视力检查

婴幼儿难以合作,检查视力应与行为判断相结合。如其眼对光源或玩具、食品、饮料的注视、追随运动以及交替遮眼反应,如遮盖患儿一侧眼时,其表现如常,遮盖另一眼时则表现拒绝,试图避开遮盖,则表明拒绝遮盖一侧视力较对侧良好。另外,彻照瞳孔时有无红光反应,可观察屈光间质透明度及眼底状况。客观检查婴幼儿视功能还可利用"视动性眼震"和"优选注视法"。"优选注视法"应用两个图形为均匀灰色图像和黑白相间的条纹图形同时出现在受检者前方两侧,如受检儿童能看清条纹,就可能更多地注视条纹图像而很少注视灰色图像;如视力差,则只对低空间频率条纹有反应,对高空间频率条纹无兴趣;如视力较好,则对高空间频率条纹图像也可能有兴趣。这样,根据是否有优先注视条纹图像的反应,判断婴幼儿的视力。也可在婴儿建立起视标形状(或食品)认识的能力后,通过其行为表现定量测量不会指示视标者的视力。

视力测量应纳入眼科初级卫生保健内容。视力表应进入学校、幼儿园、进入千家万户。使每个家庭随时测量其家庭成员的视力变化。

二、对比敏感度

对比敏感度(CS)是检测视觉功能的指标之一,是在不同明暗背影下分辨视标的能力。将不同空间频率(即在一定视角内黑白相间的条纹数目不同)作为横坐标;将条纹与背景之间灰度的对比度作为纵坐标,测定不同条件下的分辨能力,可标记为不同的点,不同点连成对比敏感度曲线。某些眼病虽然中心视力正常,其对比敏感度已出现异常,有助于诊断和鉴别诊断。

三、暗适应

暗适应检查可以反映在暗弱条件下的视功能。

从明处进入暗处时,开始对周围物体辨认不清,以后逐渐看清暗处,视觉敏感度逐渐增加,最后达到最佳状态,称为暗适应。测定暗适应能力可以绘出暗适应曲线。正常人最初 5 分钟暗适应能力提高很快,以后逐渐减慢,8～15 分钟再次加快,15 分钟后又减慢,到 50～60 分钟时为稳定的最高度。在 5～8 分钟时曲线有一个转折点,为视锥细胞暗适应过程结束,此后是视杆细胞的暗适应功能。暗适应检查可以对夜盲这一主要症状进行量化评定,用于诊断和观察各种夜盲性疾病,诸如视网膜色素变性、维生素 A 缺乏症、先天性遗传性夜盲症等。

方法包括以下 2 种。

(一)对比法

受检者和暗适应功能正常的检查者同时进入暗室,假定检查者暗适应能力正常,在相同距离和条件下分别记录两者在暗室内可辨认周围物体需要的时间的异同,判断受检者的暗适应功能。

(二)暗适应仪

常用的有 Hartinger 计、Goldmann-Weeker 计及与计算机相连的暗适应计等,它们能定量地控制昏暗程度,即视觉环境的昏暗程度,测定并记录下视觉敏感度以及时间,绘出被检者的暗适应曲线。

四、色觉

色觉是对不同波长光线成分的感知检查功能。色觉正常对从事交通运输、美术、医学、化工等工作十分重要。色觉检查是就业、入学、服兵役等体检的必需项目。色觉异常包括先天性和后天性。先天性色觉异常者生来辨色力差,并可能遗传给后代。后天性色觉异常为获得性色觉异常,与某些眼病、精神异常、颅脑病变、全身疾病及中毒有关,一般不遗传。色觉障碍按其程度可分为色盲和色弱。色盲中最常见的为红绿色盲,也有全色盲者。色盲检查常用下述方法。

(一)假同色图

假同色图又称色盲本。在同一色彩图中既有相同亮度、不同颜色的斑点组成的图,也有相同颜色、不同亮度的斑点组成的图。正常人根据颜色分辨,色盲者只能以明暗来判断故而作出错误的回答。检查在自然白色光线下进行,取

0.5 m距离,应在 5 秒内辨认正确者为正常,时间延长者为色弱。完全不能分辨者为色盲。

(二)色向排列法

在固定照明条件下,令受检者将许多形状与大小一致但不同颜色的有色物品依次排列,将颜色最接近的物体排列在一起,根据其排列是否正常判断色觉障碍程度与类型。通常应用FM-100色彩试验或DY5 色盘试验。

(三)色觉镜

利用红光与绿光适当混合形成黄光,即原色混合形成的原理,令受检者调配红光与绿光的比例,以判断色觉障碍的类型与程度。

Nagel I 色盲镜被认为是诊断先天性红一绿色觉异常的金标准,基于 Rayleigh 匹配,用红色光和绿色光去匹配黄色光。区别正常人和红-绿色觉异常者,判断异常的具体类型及程度。Nanel II 色盲镜包含了蓝色和绿色匹配蓝绿色,检测蓝色觉异常。

五、立体视觉

立体视觉是感受三维视觉空间,感知深度的能力。立体视觉以双眼单视为基础。其形成是由于两眼在观察一个三维物体时,由于两眼球之间存在距离,故而存在视差角,物体在两眼视网膜上的成像存在相似性及一定的差异,形成双眼视差。视中枢融像时,双眼水平视差信息形成了我们感知物体的三维形状及该物体与人眼的距离或视野中两个物体相对关系的深度知觉。许多职业如驾驶交通工具、绘画雕塑、建筑业、机械精细加工、电子等高科技作业要求良好的立体视觉。

检查立体视觉可应用同视机、立体视觉检查图或计算机立体视觉检测系统。立体视觉锐度的正常值≤60弧秒。

以双眼单视为基础。外界物体在双眼视网膜相应部位成像,经过视觉中枢融合成为立体的单一物像,称为双眼单视。用障碍阅读法、同视机法、随机点立体图、Worth 四点试验、Bagolini 线状镜等检查。

同视机法使用画片检查三级功能:①同视机法画片检查主观斜视角和客观斜视角,两者相差 5°以上为异常视网膜对应。②融合画片为一对画片,两张图上有差异点称为控制点。将两个镜筒臂等量向内向外移动,至两画片不再重合为一。向内移动范围为集合,向外移动范围为分开。两者相加为融合范围。正常融合范围:集合 25°~30°,分开 4°~6°,垂直分开 2°~4°。③立体视觉画片双眼画片的相似图形有一定差异,在同视机上观察有深度感,检测视差角。

随机点立体图:Titmus 立体视觉图和随机表式立体视觉图(正常立体视觉锐度≤60 弧秒),用偏振光眼镜或用红绿眼镜检查。

六、视野

视野是当眼向前固视一点时,黄斑区中心凹以外视网膜感光细胞所能见到的范围,又称为"周边视力"。正常视野有两个含义:①周边视力达到一定的范围;②视野范围内各部分光敏感度正常,与视盘及大血管对应为生理盲点。

现代的视野检查标准化、自动化,而且与蓝黄色的短波视野、高通视野、运动觉视野、频闪光栅刺激的倍频视野等相结合。

(一)常用的视野检查方法

常用的视野检查方法有以下几种。

1.弧形视野计

弧形视野计为半径 33 cm 的半圆弧形板,称视野弓,内面有刻度记录角度。用以动态检查周边视野。检查时,受检眼注视中心目标,遮盖另一眼,检查者持带柄的视标沿视野弓的内侧面由周边向中央缓缓移动,直到受检者看见为止,记下视野弓所标的角度,再将视标继续向中心移动直到中心注视点为止。如在中途受检者感到某处看不见视标,应记录该处角度,继续移动视标。如果以后又重新看见视标,就再记录各处的角度。依次检查 12~16 个径线,将各径线开始看见视标的角度在视野表上连接画线,即为受检眼的视野范围。将各方向看不见视标的各点连接起来,便可显示暗点。

2.平面视野计

平面视野计为不反光的黑色绒布制成的布屏,并标记出 6 个相间 5°的同心圆和 4 条径线,常用白色视标动态检查中心视野。视屏与受检眼的距离为 1 m,用于检测中心视野里有一生理盲点,为视盘在视野屏上的投影。生理盲点为椭圆形,垂直径(7.5±2)°,横径(5.5±2)°,它的中心位于固视点颞侧 15.5°水平线下1.5°处。完全看不见视标的暗点称为绝对暗点,虽能看见但辨别颜色困难的暗点称为相对暗点。生理暗点附近可测出大血管的暗点。所采用视标大小根据病情选择并记录。

3.Amsler 方格

共有 400 个小方格,每方格长宽均为 5 mm,线条均匀笔直,主要用于中心10°范围的视野检查。受检者在 33 cm 距离注视小格图形的中心,回答内容:

①线条是否扭曲;②方格大小是否相等;③方格是否清晰;④方格是否有缺失等。Amsler 方格对检查黄斑部病变有价值,简便易行。

4.Goldmann 视野计

Goldmann 视野计为投射式半球形视野计,它的视标大小、视标亮度能精确控制,半球形背景照度均匀且能校正,明显增加了视野计检查的量化性、准确性、可重复性和敏感度。

5.动态视野计检查

用不同大小的视标,从不同方位移动,记录下刚能感受到视标出现的点,光敏感度相同的点构成了某一视标检测的等视线,不同视标检测的等视线绘成了类似等高线描绘的视野地形图。速度快,但是对小的、旁中心相对暗点发现率低。

6.静态视野检查

视标位置暂时不动,逐渐增加视标刺激强度,测量受检眼视野中某一点可见光强度的阈值,称静态视野检查法又称静态阈值检查法。

7.自动视野计

应用电脑编制程序控制的视野计检查,对视野缺损的程度做定量分析,以光敏感度定量描述视野损害,排除了操作者主观诱导的影响。

自动视野计的检测程序主要有筛选程序(为定性和阈上值筛选)、阈值程序(为定量检测)及动态视野。根据不同疾病及受累的视野部位设计,检查的部位、刺激位点数量、光标的分布排列等。

自动视野计分为静态阈上值与静态阈值测定。静态阈上值检查作为视野缺损的普查方法;静态阈值测定用不同刺激强度的视标在同一位置出现,患者感觉的最低刺激强度为阈值。

动态视野计光标的亮度和大小可以调节,能绘制出相应的等视线,而电脑视野计的光标大小选定后在检测过程中则只有亮度的变化。

定量视野光阈值应当检测从固视点到周边视野的正常光阈值范围以及对视野缺损区的测定。为了增加光标刺激强度,采用较暗的背景光亮度,以增强光标周围的对比或采用一个较大的标准光标及采用强的光源。

电脑自动视野计检测程序有阈上值检测及阈值检测的选择。而阈上值检测又有与阈值相关的程序或单一水平程序的选择。可选择联合作用的程序或选用非标准背景光。

选择检测试验位点的数量和位置,设计被检测的视野模式。常常检测中心

30°视野,每一个位点间的距离为6°,包括中心固视点,格栅样位点的排列距离在水平和垂直方向上为3°。有利于鼻侧阶梯的检测及偏盲检测。

检测位点的数量很重要。应用比较密集的位点对重点缺损部位做进一步的检测。诸如对青光眼患者的中心固视点和鼻侧水平子午线上下采用密集点的方式更为必要。

评估检查结果的可靠性,自动视野计应用"捕捉实验"程序,检测每次检查的假阳性率、假阴性率和固视丢失率。应避免由于机械声响及患者习惯的影响,电脑自动视野计有比例地出现无光点刺激的机械声,若患者予以应答即为假阳性。在已建立了阈值的区域呈现一个极亮的光刺激,若患者不能应答,为假阴性。将光电随机地投射到生理盲点区时,如果回答的次数超过一定的限度,则中心固视异常。

单点定性打印,用于阈上值的检测,看见与看不见用两种不同符号。采用三种不同的符号,一种为正常的视野,另一种表示相对缺损,还有一种表示绝对缺损。

数字定量打印将每个检测位点两次检测所得的实际敏感度,以分贝值在相应的位置上打印出来,两次数值相同只打印出一个数字,不同则在一旁的括号中表明。这种打印可量化表示视野缺损的程度。

按照视野检测的每一个位点的敏感度结果以不同的灰阶来表示分贝值,绘出灰度图。分贝值越大则灰度越小,分贝值越小则灰度越深,提供一个更直观的表示方法。

有的电脑视野计中还设计有以 X 轴和 Y 轴、Z 轴分别表示横向、纵向、垂直向敏感度的检查结果,为三维立体图。

视野概率图可直观地分析检查结果,整个视野的正常变异是恒定的;每一个位点的正常反应遵循正态分布。计算实测值与估计正常值的差值后,用方差分析,缺损的可能性用符号深浅表示。

(二)视野检查的影响因素

(1)受试者:精神因素、视疲劳、注意力、瞳孔直径、屈光间质透明度、眼睑、鼻部等。

(2)仪器差异、系统误差、背景光、视标、环境因素等。

(3)不同操作者的差异。

(三)正常视野

正常人动态视野的平均值约为上方56°、下方74°、鼻侧65°、颞侧90°。生理盲点的中心在注视点颞侧 15.5°,其垂直径为 7.5°,横径为 5.5°。生理盲点的上、下缘均可见到狭窄的视盘附近大血管投影暗点。

七、视觉电生理检查

视觉电生理检查包括视网膜电图(ERG)、眼电图(EOG)和视觉诱发电位(VEP)。各种视觉电生理检测波形、视网膜各层组织的关系见表 1-1。

表 1-1 视网膜组织结构与相应的电生理检查

视网膜组织结构	电生理检查
色素上皮	EOG
光感受器	ERG 的 a 波
双极细胞、Miller 细胞	ERG 的 b 波
无长突细胞等	ERG 的 OPs 波
神经节细胞	图形 ERG
视神经	VEP 和图形 ERG

外界物体在视网膜成像经光电转换以神经冲动的生物电形式经由视路传导到视皮质,形成视觉。视觉电生理检查是通过视觉系统的生物电活动检测视觉功能。视觉电生理检查是一种无创性、客观性检查方法,更适用于检测不合作的幼儿、智力低下患者及伪盲者的视功能;分层定位从视网膜至视皮质的病变;选用不同的刺激与记录条件,还可反映出视网膜黄斑部位中心凹的局部病变。

(一)眼电图(EOG)

眼球内外存在着电位差,在不加额外刺激时,也有静息电位。眼电图是使眼球按一定的角度转动,导致电位变化,在明适应和暗适应下记录这种电位的变化,计算变化中的峰值与谷值进行的比例。EOG 主要反映视网膜色素上皮和光感受器的功能,也用于测定眼球位置及眼球运动的变化。产生 EOG 的前提是感光细胞与色素上皮的接触及离子交换,EOG 异常见于视网膜色素上皮、光感受器细胞疾病、中毒性视网膜疾病等。

(二)视网膜电图

记录闪光或图形刺激视网膜后的动作电位。

1.闪光视网膜电图

闪光视网膜电图由一个负相的 a 波和一个正相的 b 波组成叠加的 b 波上的一组小波为震荡电位(OPs)(图 1-1)。①a 波和 b 波均下降:反映视网膜内层和外层均有损害,见于视网膜色素变性、脉络膜视网膜炎、全视网膜光凝后、视网膜脱离、玻璃体积血,铁锈或铜锈症、药物中毒等;②b 波下降,a 波正常:提示视网膜内层功能障碍,先天性静止性夜盲症Ⅱ型、视网膜劈裂症、先天性遗传性夜盲症、视网膜中央动脉或静脉阻塞等;③ERG视锥细胞反应异常,视杆细胞反应正常:见于全色盲、进行性视锥细胞营养不良等;④Ops 波下降或消失:见于视网膜缺血状态、糖尿病性视网膜病变、视网膜中央静脉阻塞的缺血型和视网膜静脉周围炎等。

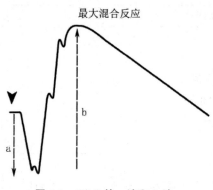

图 1-1　ERG 的 a 波和 b 波

闪光视网膜电图以闪光作为刺激,主要反映神经节细胞以前的视网膜细胞的状态;图形视网膜电图以图形作为刺激,主要反映视网膜神经节细胞层的状态,二者结合起来会更加全面地反映视网膜各层细胞的功能状态。

2.多焦点视网膜电图(mERG)

多焦点视网膜电图(mERG)是采用伪随机的二进制 m-序列的输入,输出系统,在同一时间内对视网膜多个正六边形组成区域进行高频刺激,由体表电极记录反应,经过程序处理与分析,得到对每个刺激单元相应的局部 ERG 信号,通过多位点曲线阵列来表达,以三维地形图显示。反映后极部的局部视网膜(25°)功能。

3.图形 ERG

它由 P_1(P-50)的正相波和其后 N_1(N-95)的负相波组成,与神经节细胞的活动密切相关,用于开角型青光眼(图形 ERG 的改变早于图形 VEP)、黄斑病变。

(三)视觉诱发电位(VEP)

视觉诱发电位(VEP)是在视网膜受闪光或图形刺激后,在视皮质枕叶视觉中枢诱发出来的生物电。反映视网膜、视路、视觉中枢的功能状态。分为闪光视觉诱发电位(flash-VEP)和图形视觉诱发电位(pattern-VEP)。视皮质对图形刺激较为敏感,可用于黄斑病变、视路病变、青光眼、视中枢病变诊断及客观视功能测定。

图形 VEP 常用棋盘格图形翻转刺激,波形较稳定,可重复性好(图 1-2)。闪光 VEP 波形中含有 N_1、P_1、N_2 共 3 波;图形 VEP 波形中含有 N_{75}、P_{100}、N_{145} 共 3 波。其中 P_{100} 波的波峰明显、稳定,为临床常用:①判断视神经、视路疾病,表现为 P_{100} 波潜伏期延长、振幅下降;②脱髓鞘疾病的视神经炎,P_{100} 波的振幅往往正常而潜伏期延长;③检查弱视;④判断无语言能力者的视力;⑤预测屈光介质混浊患者的术后视功能等。

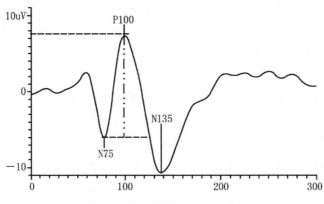

图 1-2 图形视觉诱发电位曲线

值得注意的是,不能用视觉诱发电位的测量代替视力测量,两者相差很大。

第二节 眼部形态检查

一、眼附属器检查

(一)眼睑

观察局部形态及颜色,有无红肿、淤血、气肿、瘢痕或肿物,有无内翻或外翻,两侧睑裂对称情况,上睑提起及睑裂闭合程度。睫毛分布、方向、颜色及疏密程度,根部有无充血、鳞屑、脓痂或溃疡等。睫毛与角膜、结膜表面的相互位置关系。眼睑触诊则判断是否有压痛、水肿、气肿、新生物等。

(二)泪器

泪点有无外翻或闭塞,有无红肿、压痛或瘘管,有无肿胀、开口大小,有无分泌物自泪点溢出。进一步检查泪道。①荧光素钠试验:将 1%～2%荧光素钠液滴入结膜囊内,2 分钟后擤涕,如带绿荧光素颜色,这表示泪道可通过泪液。②泪道冲洗:向下泪小点注入生理盐水,有水流入口/鼻或咽部,表示泪道可通过泪液。③X 线碘油造影或超声检查:了解泪道堵塞的部位及泪囊大小。④眼干燥症的检查:采用泪液分泌试验(Schirmer 试验)或通过测量泪膜破裂时间帮助诊断。

1.泪液分泌试验

泪液分泌试验(Schirmer 试验)是将 Whatman41 号滤纸切成 5 mm×35 mm 的细条,将一端折弯 5 mm,并置于下睑内侧 1/3 结膜囊内,其余部分于眼睑皮肤表面,轻闭双眼,5 分钟后测量滤纸被泪水浸湿的长度,如果检查前点表面麻醉药,Schirmer 试验主要评价副泪腺的功能,短于 5 mm 为分泌不足;如果检查前不点表面麻醉药,主要评价泪腺的功能,短于 10 mm 为分泌不足。

2.泪膜破裂时间(BUT)

将受检者头部安放在裂隙灯颏架上,便额部紧贴颏架,透过钴蓝滤光片观察。在下结膜囊滴 1 滴 2%荧光素钠,嘱受检者眨眼数次使荧光素钠均匀分布于角膜表面,睁眼注视前方不再眨眼,检查者立即观察受检者角膜表面泪膜,并开始计时,直到角膜上出现泪膜缺损时停止计时,如果泪膜维持时间短于 10 秒,表示泪膜稳定性不良。

(三)结膜

依次检查上下睑结膜、上下穹隆部结膜内外眦部,充血、出血、水肿、乳头肥大、滤泡增生、溃疡瘢痕、下睑分开,让受检者向各方向转动眼球。将眼睑向上下翻转,检查睑结膜颜色、有无睑球粘连、异物、色素沉着或新生物。将上下睑分开,让受检者向各方向转动眼球。

(四)眼球位置及运动

注意眼球位置、眼球大小、眼球前后位置有无突出或内陷,观察眼球运动,嘱受检者向左、右、上、下及右下、右上、左下、左上各方向注视,了解眼位和运动,触诊了解眼球搏动情况。嘱受检者低头后观察眼球变化。眼球突出度可用 Hertel 突出度计进行测量,嘱受检者平视前方,将突出度计的两端接触受检者两侧眶缘凹陷处,从眼球突出度计的反光镜中读出两眼角膜顶点的切线在标尺上的位置,与此位置相应的毫米数即为每只眼球突出度数值。我国人眼球突出正常值为 12～14 mm。两眼球突出度差值不超过 2 mm。

(五)眼眶

观察两侧眼眶对称性、形状、大小等,触诊检查眶壁与眶缘有无压痛、隆起或缺损。

二、眼前段检查

检查眼前段常用两种方法,一种是斜照法,即一手持聚光手电筒,从侧方距眼约 2 cm 处斜照于检查部位,另一手可持 13 D 放大镜聚焦于眼前节各检查部位。包括角膜、前房、虹膜及晶状体。另一种是应用裂隙灯显微镜及其附件进行检查。

裂隙灯显微镜除升降台及附件外,主要由光路和电路构成。光路由照明系统和双目显微镜两部分组成,照明系统可装有滤光片等。裂隙灯备有附件,可配压平眼压计、前房深度计、角膜内皮检查仪、照相机摄像系统和激光治疗仪,将扩大其应用范围。常用直接焦点照明法,即灯光焦点与显微镜焦点合二为一,将光线投射在眼部,仔细观察。将裂隙光线投射到透明的角膜或晶状体,形成光学切面,观察这些屈光间质的曲度、厚度、透明度及有无异物、混浊、沉着物、浸润、溃疡以及前 1/3 玻璃体的状态。将光线调成细小裂隙射入前房,可检查有无房水闪辉,即有无 Tyndall 现象。此外,还有间接照明法、后发射照明法、弥散照明法、镜面反光照明法、角巩膜缘散射照明法等多种检查。

(一)角膜

观察角膜形状、大小、曲度、透明度、有无混浊(炎症、水肿、瘢痕)、异物、溃疡、新生血管,角膜感觉异常,角膜后沉着物(KP)及光滑状态,为进一步查明角膜混浊,用 2% 荧光素钠滴于下穹隆部结膜囊,如果角膜上有黄绿着色,其着色区域为上皮缺损的部位、范围。检查角膜曲率及光滑度的方法包括 Placido 环圈映照法,观察 Placido 板上圆形在角膜上的映像。若正圆形为正常,规则散光者为椭圆形,不规则散光者为扭曲形。测量角膜曲率还可用角膜曲率计或者角膜地形图仪检查。检查角膜感觉的简单方法是用一无菌细棉纤维条,从受检者侧面移近并用尖端触及角膜,勿使受检者看到棉纤维条。知觉正常者出现瞬目发射。若瞬目反射迟钝,表示知觉迟钝;如知觉麻痹,则瞬目反射消失。两眼均测试,相互比较。

中央角膜厚度(CCT)测量,对实际眼压的判定意义重大。其方法是应用角膜测厚仪,测量中央区的角膜厚度。厚的中央角膜厚度测定的眼压较高,薄的中央角膜厚度测定的眼压较低;当应用 Goldman 眼压计测量眼压时,中央角膜厚度与人群平均中央角膜厚度相差 10 μm,实际眼压和测定的眼压之间相差约 0.1 kPa(0.5 mmHg)。中国人中央角膜厚度范围(540±24)mm。

(二)巩膜

观察巩膜颜色,有无黄染、色素、充血、结节、葡萄肿,触诊检查压痛与形状。

(三)前房

用裂隙光在角膜缘做光学切面,判断周边前房与周边角膜厚度(CT)之比,比如虹膜根部与最周边角膜后壁之间的距离相当于一个角膜厚度为1 CT;如相当于1/2角膜厚度为1/2 CT,以此类推。正常前房中央深度为3 mm。注意房水有无混浊、积血、积脓等。

1.前房角镜检查

前房角的前壁起于角膜后弹力层的末端Schwalbe线,呈白色,继之为小梁网,其外侧为巩膜静脉窦;前壁为巩膜突,白色;隐窝由睫状体带构成,呈灰黑色,后壁为虹膜根部。利用前房角镜,通过光线折射(直接房角镜)或反射(间接房角镜)观察前房各结构。判断前房角的宽窄和开闭。中华医学会眼科学分会推荐用Scheie房角宽、窄分类法,将房角分为宽、窄两型,窄角又分为4级。宽角(W)为眼处于原位即静态时,能看清房角的全部结构;窄Ⅰ(N1)静态下能看到部分睫状体带;窄Ⅱ(N2)静态下能看到巩膜突;窄Ⅲ(N3)静态下能看到前部的小梁;窄Ⅳ(N4)静态下能看到Schwalbe线,动态下则判断房角有无粘连闭合(图1-3)。Speath G认为在改变眼球位置或施加少许压力时如果能够见到后部小梁为房角开放,不能见到后部小梁为房角关闭。此外,还能观察前房角的色素、异物等。

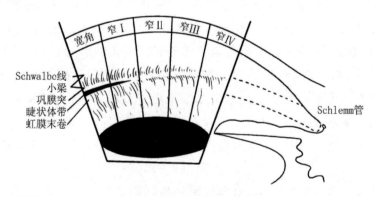

图1-3 Scheie房角分级

2.小梁网色素分级

0级,小梁网无色素颗粒;Ⅰ级,细小色素颗粒附着在后部的小梁网上;Ⅱ级,前后部小梁网均有细小颗粒色素分布;Ⅲ级,密集粗糙的颗粒状、均质性黑色或棕褐色色素附着在小梁网后部,小梁网前部及 Schwalbe 线上亦可见色素颗粒沉着;Ⅳ级,整个小梁网呈均质性黑色或棕褐色色素覆盖,在 Schwalbe 线、巩膜嵴及角膜内表面、睫状体带与巩膜表面上均可见色素颗粒。

(四)虹膜

观察颜色、纹理隐窝、有无新生血管、色素脱失、萎缩、结节、前后粘连、囊肿缺损、离断震颤。

(五)瞳孔

观察瞳孔形状、大小、位置、双侧对称情况、边缘整齐程度及反射。正常成人瞳孔在自然光线下直径为 2.5～4.0 mm。直接对光反射是指在暗光照明环境中用适度光源直接照射某侧瞳孔时,该侧瞳孔缩小;间接对光反射是适度光源照射一侧瞳孔,另一侧瞳孔缩小。集合反射(近反射)是指受检者先注视一个远距离目标,然后立即注视近距离物体时,瞳孔立即缩小。

(1)Argyll-Robertson 瞳孔:直接光反射消失而集合反射存在,为神经性梅毒的特有体征。

(2)Marcus-gunn 瞳孔:即相对性传入性瞳孔反应缺陷(RAPD),直接对光反射消失而间接对光反射存在,健侧直接对光反射存在而间接对光反射消失。

(六)晶状体

观察晶状体透明程度、颜色、位置、形态及有无异物、有无混浊等。必要时散大瞳孔检查。

三、眼后段检查

眼后段是指眼球内位于晶状体后表面以后的部位,包括玻璃体、视网膜、脉络膜与视盘。应在暗室内检查,必要时用药物散大瞳孔,散大瞳孔前应了解病史,测量眼压,眼底检查分为直接检眼镜、间接检眼镜或裂隙灯显微镜配置前置镜或三面镜检查。

(一)检眼镜检查法

检查右眼时,检查者以右眼观察;检查左眼时,则用左眼观察。握镜以示指拨动有不同屈光度小镜片的圆盘,选取盘上的镜片,以达到看清眼底的最佳状态。先用侧照法观察眼的屈光介质有无混浊,距眼前 10～15 cm,用＋12～＋20 D观察角膜与晶状体,用＋8～＋10 D 观察玻璃体。正常时,瞳孔区呈橘红色反光,如橘红色反光中出现混浊,嘱受检者转动眼球,其移动的方向与眼球一致,表明混浊位于移动中心前方,相反则位于移动中心后方。观察清楚视盘后再沿血管方向依次检查各象限眼底。可嘱受检者向上、下、内、外各方向转动眼球,以检查周边部位眼底,嘱患者注视检眼镜灯光有利于窥见中心凹,但由于瞳孔对光反射可使瞳孔缩小。

(二)双目间接检眼镜检查法

充分散大瞳孔后,检查者位于受检者对面或受检者的头部方位,戴上双目间接检眼镜,扣住头带,调整瞳孔距离及反射镜的位置。先用弱光照受检眼,观察在红光背景上有无混浊。之后再进行眼底检查。检查者手持物镜,将弧度小的一面向着受检眼,距该眼 5 cm,检查者的视线与目镜、物镜及受检眼的瞳孔和被检查部位在一条线上。检查周边部位、赤道部、黄斑部等尽量减少光照黄斑的时间,以免造成损伤。眼底像为倒像。由于照明光线可调,可视范围大,如辅以巩膜压迫器可看到锯齿缘,而且,可在较远距离检查眼底,使网膜可见范围加大。

(三)裂隙灯显微镜配置前置镜或三面镜检查法

1.裂隙灯配置前置镜检查法

前置镜为+90 D、+78 D 或+60 D 的双凸镜,所见眼底深径感明显,范围大,为倒像。检查者将该镜位置调整,使焦距适当、眼底影像更清晰。

2.裂隙灯配置三面镜检查法

裂隙灯配置三面镜检查法常配置 Goldmann 三面镜,外观为圆锥形,中央为一凹面镜,锥形圆周内含三个不同倾斜角的反射镜面,分别为 75°、67°和 59°,其中央的凹面镜用于检查眼底后极部;75°镜可看到后极部到赤道部之间的区域;67°镜用于检查周边部;59°镜可看到锯齿缘、睫状体及前房角部位。通过中央所见为正面像,通过三个反射镜所见为反射像,即对面的像。检查前,先对受检眼表面麻醉。检查时,受检者取坐位,头部固定,三面镜接触眼睛的镜面要放置1%甲基纤维素或生理盐水,角膜表面无气泡残留再进行检查。

(四)正常眼底

正常视盘呈椭圆形,浅红色,边界清楚。中央有生理性凹陷,色泽稍淡,对称。视杯直径与视盘直径之比,称杯/盘比(C/D),正常 C/D 一般<0.3。视网膜中央动脉颜色鲜红,静脉颜色暗红,动静脉内径比为2:3,视网膜透明,可见下方的色素上皮及脉络膜,黄斑部居于视盘颞侧 2 个视盘直径稍偏下方,无血管,其中心有一星样反光点,称中心凹反光。黄斑周围可见一反光轮。正常玻璃体在检眼镜下是透明的,在裂隙灯显微镜下呈板层状光学切面。

四、眼压测量

眼压即眼内压(IOP),是眼球内容物作用于眼球壁及内容物之间相互作用的压力。正常人眼压值为 1.3～2.8 kPa(10～21 mmHg)。眼压测量方法有指压法和眼压计测量法。

(一)指压法

嘱受检者两眼向下看,检查者两手示指尖放在上睑板上缘的皮肤表面,两示指交替轻压眼球,体会波动感,估计眼球的抵抗力。记录法:眼压正常为 Tn,眼压轻度升高为(T+1),眼压中度升高为(T+2),眼压极度升高为(T+3);反之,则以(T-1)、(T-2)、(T-3)分别表示眼压稍低、较低和很低。

(二)眼压计测量法

应用眼压计测量眼压。分为压陷式眼压计、压平式眼压计和非接触式眼压计。

1.Schiotz 眼压计

Schiotz眼压计属压陷式眼压计。以一定重量的砝码通过放在角膜上的底板中轴压迫角膜中央,根据角膜被压的深度间接反映眼压,并由相连指针计量角膜被压的深度,计算眼压,使受检者仰卧直视上方,角膜切面保持水平位,滴0.5%丁卡因 2～3 次,每分钟一次,表面麻醉显效后,嘱受检者举起左手伸出示指作为注视点,通过此注视点直视上方,角膜切面保持水平位。检查者右手持眼压计,左手拇指及示指分开受检者上下睑,不可使眼球受压。将眼压计底板放在角膜的中央,使眼压计中轴保持垂直,先用 5.5 g 砝码读指针指示的刻度,如读数<3,则需换 7.5 g 的砝码,再进行检查;以此类推。由刻度读数查表得出眼压的实际数字。受检者结膜囊内滴抗生素滴眼剂。应该注意:第一,眼压计使用前应先校正,使其在测试板上指针指示"零"点;第二,眼压计使用前后于受试眼接触部位应予表面消毒;第三,检查者不要人为地向受检眼加压;第四,要考虑到巩膜的硬度的影响,必要时测校正眼压。

2.Goldmann 眼压计

Goldmann眼压计属于压平式眼压计。附装在裂隙灯显微镜上,其原理为可变的重量压平一定面积的角膜,根据所需的重量与被检测角膜面积改变之间的关系判定眼压。眼球壁硬度和角膜弯曲度对测量结果影响甚小,是目前较准确、可靠的眼压计。除裂隙灯上装配附式的压平眼压计外,还有手持式压平眼压计。手持式压平眼压计的优点是不需裂隙灯显微镜,受检者坐位、卧位均可测量。

3.非接触式眼压计

其原理是利用一种可控的空气脉冲,气流压力具有线性增加的特性,将角膜中央部恒定面积($3.6\ mm^2$)压平,借助微电脑感受角膜表面反射的光线和压平此面积所需要的时间测出眼压计数。非接触式眼压计的优点是避免了通过眼压计与受检查者直接接触引起的交叉感染,无须表面麻醉,但眼压的准确性在<$1.1\ kPa$($8\ mmHg$)和>$5.3\ kPa$($40\ mmHg$)者误差较大。实际上,被检查者眼部与气流还是接触。

以上3种眼压计均受中央角膜厚度影响,注意排除影响及测量误差。

4.Icare眼压计

原理是利用螺线管瞬时电流(持续30毫秒)产生瞬时磁场。由于同极相斥原理,使探针以$0.2\ m/s$的速度向角膜运动,探针撞击角膜前表面,减速,回弹,控电开关监视回弹的磁化弹针引起的螺线管电压,电子信号处理器和微传感器计算撞击角膜后的减速度,最后整合信息转换成眼压读数(0.1秒内快速获得读数)。眼压越高,弹针撞击后的减速度增加,持续时间越短。

5.Tonopen眼压计

Tonopen眼压计是一种新型压平式眼压计,类似于一支笔,重量轻,携带方便,应用范围广泛。该眼压计的作用原理是通过测压头中的传感器将外力转换为波形,故测量时可不考虑角膜上皮的影响。该眼压计的测压头接触角膜的直径仅为$1.02\ mm$,可自动记录并用数字显示多次眼压测量的平均值及其变异系数。

五、像差检查

像差分为球面像差、色像差、像散、彗差、畸变等。多种像差合成若干种形态,分为低阶和高阶像差,应用像差仪测量,对屈光手术、提高视觉质量意义重大。

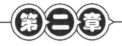

角膜疾病

第一节　角膜先天性异常

一、圆锥角膜

(一)定义

圆锥角膜是一种先天性角膜发育异常,表现为角膜中央进行性变薄,向前呈圆锥状突出的角膜病变。多在青春期发病,发展缓慢,多为双侧性,可进行性发生、程度不一,女性多见。

(二)临床表现

从青春期到中年时进行性视力下降,早期为高度不易矫正的散光所致。急性角膜水肿可致视力突然下降、眼痛、眼红、畏光、大量流泪等。

(三)诊断

(1)视力下降,早期为高度不易矫正的散光所致。

(2)角膜顶端变薄呈锥形隆起。

(3)角膜中央部水肿、混浊、瘢痕形成。

(4)极早期圆锥角膜可通过角膜地形图检测发现。

(四)推荐检查

1.检影和屈光检查

寻找不规则散光和红光反射有无水滴或检影。

2.角膜散光仪和角膜地形图

角膜地形图中央和下部角膜陡峭。角膜散光仪检查见不规则旋涡和陡峭。

(五)治疗

(1)轻度圆锥角膜可配硬性角膜接触镜,也可行表层角膜镜片术。

(2)重度者、角膜混浊严重者,可行穿透性角膜移植术。

二、大角膜

(一)定义

大角膜指角膜横径＞12 mm 的一种发育异常,为常染色体隐性或显性遗传。男性多见。

(二)诊断

(1)角膜横径＞12 mm,角膜透明,眼前部较正常增大。

(2)眼压、眼底和视功能在正常范围,也可有近视或散光。

(三)治疗

无须治疗。

三、小角膜

(一)定义

小角膜是指角膜横径＜10 mm 的一种发育异常,为常染色体隐性或显性遗传。

(二)诊断

(1)角膜横径＜10 mm,角膜扁平,前房较浅,眼球往往相对较小。

(2)视力差或弱视,或有高度远视。

(三)治疗

无须治疗。因易发闭角型青光眼,在该病易发年龄阶段可行激光虹膜周边切除术以预防。

第二节 角膜变性与营养不良

角膜变性是一种较常见的角膜病,以往常将其与角膜营养不良混为一起,其实它们是临床上两种性质不同的角膜病。前者是继发于炎症、外伤、代谢或老年性退化等一系列复杂变化,而病因又不十分清楚的角膜病变。多为后天获得性疾病,无家族遗传性。其发病时间较晚,多数为成人罹病。单眼或双眼均可发病,有时可伴有角膜新生血管。因此,角膜变性是继发性角膜组织退化变质并使其功能减退的角膜病变。而角膜营养不良是一系列与家族遗传有关的原发性、具有病理组织学特征的角膜病变,一般不伴有其他眼部或全身病。目前认为是正常角膜组织中的某种细胞受到某种异常基因决定而使其结构和功能受到进行性损害的过程。发病年龄较早,大多数在20岁以前,病情进展颇为缓慢。大多数为双眼对称性,好发于角膜中央,不伴有任何炎症现象,不发生新生血管。病理特征性改变为双眼角膜有异常物质沉积。

角膜变性的临床意义多数不甚重要,有些还是正常的老年变化过程,如角膜老年环等,因而在临床上常被疏忽。

一、角膜老年环

临床上多见于老年人,据统计,60~69岁人群中80%有此环,70~79岁者占90%,而80岁以上几乎皆具此环。在30岁以下者亦可发病,称为"青年环"。

(一)病因

过去认为高脂蛋白血症引起的脂质代谢紊乱是本病的原因,但近来的研究报告表明老年环与高脂蛋白血症并非绝对平行。可见其病因较为复杂,角膜组织结构及代谢方面的老年变化可能是其发病的基础。角膜缘毛细血管的退行性变,血清溶脂能力降低,脂质代谢紊乱等因素,均为形成老年环的条件。

(二)临床表现

为双眼对称发病,若出现单眼发病时,在未出现病变侧,可能有颈动脉阻塞性疾病。该环为角膜周边出现宽1.5~2.0 mm的灰白色混浊区,其形成是先下、上,而后内、外,最后联合成环形。其外界与角膜缘之间有一条狭窄透明带(0.3~1.0 mm)相隔,内界则较模糊。裂隙灯下见混浊位于后弹力膜前的深基质层内。

(三)病理

冰冻切片用苏丹Ⅲ染色时,可见角膜环是由油滴状脂质构成。光镜下显示前弹力膜、基质浅层有类脂颗粒沉着,但均局限于变性的区域内。对于变性时间较长者,类脂颗粒可向基质深层的纤维板层扩散,内皮层偶尔可见此类颗粒。脂质主要沉着于周边角膜,以前弹力膜为最多,其次为后弹力膜,而在基质板层间则相对较少。细胞内未见脂质。组织化学与免疫荧光法证明沉积于角膜环的脂质是低密度脂蛋白。

(四)治疗

因其无自觉症状,对视力不受影响,故无须治疗。

二、带状角膜病变

带状角膜病变或角膜带状变性又称为钙沉着性角膜病变,是一种钙质沉着性角膜变性。由 Dixon 于 1848 年最先报告。

(一)病因

带状角膜病变常发生于较严重慢性眼病的后期,如葡萄膜炎、角膜基质炎、青光眼及眼球萎缩等,尤其伴有青年性类风湿性关节炎的葡萄膜炎患者。有钙、磷代谢紊乱的全身病,如甲状旁腺机能亢进使血钙增高,慢性肾衰竭等可引起血清钙、磷代谢障碍使钙盐沉着于角膜,亦易引起本病。此外维生素 D 中毒、慢性与汞或甘汞等物质接触(汞可引起角膜胶原纤维变化致钙质沉着变性)、遗传性因素(如原发遗传性带状角膜病变)等也可发生此病。钙盐于碱性环境中更易沉着,对干眼症或暴露性角膜炎患者,其泪液中二氧化碳减少趋于碱性,若出现带状角膜病变,其病情进展比一般患者迅速。有报告在视网膜脱离复位及玻璃体手术注入眼内硅油后可引起本病,可能由房水循环障碍所致。亦有人认为长期局部应用泼尼松或磷酸地塞米松等类固醇皮质激素类药物,由于增加了泪液和角膜基质的磷酸盐浓度,也可促使本病发生。

(二)临床表现

本病可发生于各种年龄,多为单眼,亦可双眼发病。病变缓慢发展,可长达10 年以上。初期的角膜混浊极轻微,肉眼不易发现。混浊明显时可见其位于睑裂部暴露区角膜,相当于前弹力膜水平,分别在鼻、颞侧近周边处,陆续出现钙质性灰白色或白色混浊斑,混浊区与角膜缘之间有一条约 1 mm 的狭窄透明带将其隔开。混浊区的中央侧较模糊,可向中央缓慢地扩展。经多年变化后两端混浊才能相接,融合成3～5 mm 宽的带状病变。有时可伴新生血管生长。裂隙灯检查可见混浊钙斑内有透明小孔,是三叉神经穿过前弹力膜的通道。混浊区由上皮下、前弹力膜及基质浅层的沉着物所构成。混浊斑可逐渐致密、增厚,使其上方的上皮隆起,粗糙不平,甚至发生上皮糜烂,引起畏光、流泪及眼磨痛等刺激症状。晚期患者的视力可明显减退。

(三)病理

早期在前弹力膜周边部有局灶性嗜碱性点状钙质沉着,上皮细胞基底膜亦呈嗜碱性着色。随病情向中央发展,前弹力膜进一步钙化并出现断裂,浅基质亦可有类似改变。而代之以无血管的纤维组织,透明质样物进入。前弹力膜钙质沉着及钙化断片可伸入上皮细胞层使之变成厚度不均,且常有上皮下纤维增生的组织。电镜下前弹力膜内有大小不一的高电子密度的钙化小球及斑点。有的周边部钙化小球的电子密度较中央部为浓密,有的则中央较浓密,周边较淡。

(四)治疗

轻症患者无须治疗。当发生上皮糜烂引起刺激症状时,可佩戴软性角膜接触镜。病变较严重影响视力及美容时,可应用 0.37% 依地酸二钠(乙二胺四乙酸二钠,EDTA-Na$_2$)点眼,每天 4~6 次。点药前最好用海绵棒轻轻将钙质沉着物擦掉。有人采用金刚磨石来磨光钙沉淀物取得较好效果。亦可在表麻下先刮除角膜上皮,再在病变处敷以浸有 EDTA-Na$_2$(0.01~0.05 M)的纤维海绵片,数分钟后再刮除钙质。可重复多次直至刮净钙质为止。术后应涂消炎眼膏,局部加压包扎至上皮再生为止。此外,对较严重病例,还可考虑做光学性虹膜切除,角膜表层切除联合羊膜移植或板层角膜移植。对眼球萎缩无光感者,为解除痛苦可作眼球摘除。对继发于全身病者,还必须重视治疗原发病,以减少复发。

三、Terrien 角膜边缘性变性

Terrien 角膜边缘性变性是一种发生于角膜边缘进展较慢的非炎症性角膜变薄病变。亦称为角膜周边部沟状变性或扩张性角膜边缘营养不良。此病由 Terrien 于 1900 年最先报道。迄今国内外文献已有相当多的报道。

(一)病因

确切病因尚不清楚,据认为可能与内分泌紊乱、结缔组织病眼部表现、神经营养障碍或角膜缘毛细血管营养障碍等因素有关。近来有人认为是一种自身免疫性疾病。

(二)临床表现

本病约 75% 患者为男性,多数在 20~40 岁发病。通常双眼同时受累,但病情进展和轻重常不一致。病程较长而进展缓慢,有时可达 20 年或更久。年长病例其角膜变薄的进展速度更慢。病变多开始于角膜上方,早期形似老年环,在周边出现细小点状基质层混浊,此混浊与角膜缘平行且与之存在一间隔,有血管自

角膜缘通过此间隔伸入混浊区。在血管翳末端有黄白色条状脂质沉着。病变区缓慢地进行性变薄,呈弧形沟状凹陷带,病变可向中央及两侧扩展。沟的靠角膜中央侧边缘陡峭,靠周边侧呈斜坡状,沟的底部角膜甚薄,在眼压作用下向前膨隆。角膜上皮通常保持完整。早期因缺少自觉症状,常被忽略。随着病情的逐渐发展可出现轻度刺激症状,如畏光、流泪及异物感等。晚期由于角膜病变区向前膨隆,产生明显的角膜散光而有不同程度的视力下降。偶有因轻微外伤或自发性地引起角膜最薄处穿孔。随着病情发展,Francois 将其分为 4 期。

1.浸润期

上方角膜周边部出现与角膜缘平行的 2～3 mm 宽灰白色混浊带,伴有新生血管长入。周围的球结膜轻度充血扩张。

2.变性期

病变波及基质层,组织发生变性而变薄,渐被融解吸收,沟槽内有脂质沉着,浅层组织形成一条弧形血管性沟状凹陷带。

3.膨隆期

病变区角膜继续变薄,出现单个或多个 1.5～3.0 mm 或更宽的菲薄囊泡样膨隆区,呈小囊肿样外观。此时可有显著的逆规性散光。

4.圆锥角膜期

在眼压作用下,因病变区组织张力显著下降,使角膜膨隆呈圆锥状,病变可波及中央或旁中央,呈现圆锥角膜样外观。此时当咳嗽或轻微外伤,有时甚至自发性发生菲薄处角膜破裂,致房水外流,虹膜脱出,继之发生粘连性角膜白斑。严重者有报告角膜破裂后发生虹膜、晶状体及玻璃体脱出。若不及时处理可毁坏眼球。

(三)病理

病变处角膜明显变薄,基底膜及前弹力膜受到严重破坏,甚至消失。基质层胶原纤维发生退变及脂质浸润,有结缔组织及血管形成。后弹力膜向前膨出处仅与上皮层相隔一薄层纤维血管性结缔组织。上皮层及内皮细胞层尚保持完整。电镜下基质层被具有高度溶酶体酶活性的细胞所破坏。

(四)治疗

目前尚缺乏有效药物治疗。早期可用光学法矫正散光。反复发作的炎症病变可考虑应用类固醇皮质激素治疗。曾有人用间隔烧灼病变区方法以降低角膜散光,因烧灼的时间、温度难于掌握,现已少使用。应用板层角膜移植或表层角膜镜片术,可获较好的疗效。据作者经验,应尽早施行部分板层角膜移植,选用较厚包括少许巩膜的角膜移植片,做较病变范围稍大的移植,不但能降低角膜散光,提高视力,而且能较有效地控制病情发展,可预防角膜穿破。

四、大泡性角膜病变

角膜内皮细胞特有的液体屏障和活跃的离子泵功能对于维持角膜的半脱水状态、正常厚度及透明性起着关键作用。角膜内皮细胞大量非正常死亡和丢失,将引起不同程度的角膜水肿,当角膜内皮的损失超过了其极限扩展移行能力时,就导致角膜不可逆的水肿和混浊,即大泡性角膜病变。常见的原因为眼球前段手术尤其是白内障摘除、人工晶体植入、无晶体眼玻璃体接触角膜内皮、绝对期青光眼、单疱病毒或带状疱疹病毒感染损伤内皮、角膜内皮营养不良等。

(一)临床表现

患者多有上述病史,患眼雾视,轻症者晨起重,午后可改善。重者刺激症状明显,疼痛流泪,难以睁眼,特别是角膜上皮水泡破裂时最为明显。裂隙灯检查见角膜基质增厚水肿,上皮雾状或有大小不等水泡,角膜后层切面不清或皱褶水肿。病程久者角膜基质新生血管形成,基质层混浊,视力明显减退。

(二)治疗

早期可局部应用高渗药物(如 5％氯化钠盐水或眼膏、20％葡萄糖软膏等)辅以消炎抗感染局部用药。清晨时亦可用吹风机助其角膜前表面的水分蒸发。佩戴角膜软接触镜可减轻磨痛并可增加视力,但需警惕感染。后期视力严重受损时可施行穿透性角膜移植术。对于已无视功能的疼痛性大泡性角膜病变,可采用角膜层间灼烙术,羊膜移植或结膜瓣遮盖以减轻症状。

五、角膜营养不良

正常角膜组织受某种异常基因的作用,而使其结构和/或功能受到进行性损害的过程,称之为角膜营养不良。

角膜营养不良为遗传性眼病,大多为常染色体显性遗传,但其外显率与表现度有时不同。角膜营养不良一般不伴全身病,是原发于角膜上的病变。发病年龄一般较早,但病情进展极为缓慢。角膜营养不良为双眼对称性疾病,病变好发于角膜中央部,不伴炎症亦无新生血管,但具有某些特征性形态。一般结合病史及眼部表现可初步作出临床诊断。

角膜营养不良种类繁多,文献报告已达 20 多种,其中较常见者如下。

(一)上皮基底膜营养不良

Vogt 首先报告本病的角膜病变呈指纹状外观,以后 Cogan 等又描述为点状和地图状形态,故上皮基底膜营养不良又称为地图状－点状－指纹状角膜营养不良,是前部角膜营养不良类中最常见的一种角膜病。可以引起复发性角膜糜烂,角膜受轻微损伤后不易愈合。由于表面不平,常使视力下降。本病多无遗传表现,少数病例为常染色体显性遗传。在有家族性的病例中,可于 4～8 岁即开始出现复发性角膜上皮糜烂的症状,但其发作频度随年龄的增加而逐渐减少。

1.病因

本病主要由于上皮细胞基底膜异常,引起上皮细胞与基底膜黏附不良并发生退变所致。

2.临床表现

本病主要见于成人,40 岁至 70 岁多见,女性稍多。本病为双眼病(也可为单眼),但双眼出现的角膜病变形态各异且不对称。在整个病程中,病变有时消时现的多变性。其大小、形状、部位时有变化,或为点状,或为地图状,也可出现指纹状或泡状多种形态。这几种形态可单独存在,但多数患者同时存在两种以上病变形态。每种形态都可自发地时消时现,并可变换病变位置、大小与形状。本病症状轻微,如发生角膜上皮糜烂可出现磨疼、畏光与流泪症状,亦可因角膜前表面不平而使视力模糊。患者如无家族史,可自发改善症状,预后较好。

3.病理

病变处的上皮细胞基底膜明显异常,增厚并呈多板状,且迷离至上皮细胞层之间,使上皮细胞层分成前后两部分。前部分上皮细胞近异常基底膜者,不与基底膜形成半桥粒体连合,因而易于脱落。后部分上皮细胞靠近异常基底膜者退变、液化、空泡化而形成囊肿样物。因其中含有退化变形的细胞核,细胞质与脂质等碎屑,故为"假囊肿",是临床上所见到的点状病变。异常上皮细胞基底膜内,含有微细的纤丝颗粒物质,形成多个突起。临床上见到的地图状病变即为此异常上皮基底膜与其前部分上皮细胞组成的片状结构。临床上的指纹状病变则为异常上皮基底膜的多个突起与其前部上皮细胞组成的弯曲条状排列所致。临床上的泡状病变则为在正常上皮细胞基底膜与 Bowman 层间有一块纤维颗粒蛋白样物质堆集,将其上的上皮细胞层抬高所致。

4.治疗

局部应用润滑剂或高渗药物,可减轻部分症状。复发角膜糜烂时,应予以垫盖。佩戴角膜接触镜,虽可改善症状和提高视力,但有继发感染的潜在危险。

当药物治疗无效时,可行机械式或 PTK 准分子激光切削法,去除病变的角膜上皮及其异常的基底膜。

(二)颗粒状角膜营养不良

1.病因

本病为常染色体显性遗传,外显率约为 97%。经遗传连锁分析,已知本病是位于第 5 号染色体长臂 5tt31 上的转化生长因子 β1 诱导基因（$TGFB1$、$BIGH3$）的产物,命名角膜上皮素（kerato-epithelin, KE）者,发生错义突变（$R555W$）所致。可能因此使角膜上皮细胞不能正常合成或加工其生物细胞膜,以致上皮细胞基底膜功能缺欠,使异常形成的沉着物在基质浅层沉着。

2.临床表现

童年开始发病,但一般无症状,不引起注意,往往到中年才被发现,男女均可罹病。本病为双眼对称性角膜病变。在裂隙灯下可见中央部角膜实质浅层有多个散发的、灰白色小点组成的面包渣样混浊。病变缓慢进展。混浊逐渐加多,融合变大。混浊之间角膜透明,形成局限的雪片状、星状、圈状、链状等不同形状的边界清楚而不规则的混浊,其大小、数量、个体间有差异。随着年龄的增长,病变可向四周及深部扩展,但周边部 2～3 mm 始终保持透明。50 岁后混浊病变之间原为透明之处,亦开始轻度混浊,略呈毛玻璃状,视力开始减退。角膜表面一般较光滑,少数患者角膜表面轻微不平,偶可引起角膜上皮糜烂。

3.病理

光镜下可见角膜实质浅层或上皮下,出现一种着色深、嗜酸性杆状或梯形透明质沉着物。用 Masson 二重染色,沉着物呈亮红色;上皮细胞层、Deseemet 膜与内皮细胞层未受侵犯。电镜下,可见出现在实质浅层或上皮下的沉着物,为不规则的杆状（100～150 pm 宽）的高电子密度结构。其四周绕以管状微丝（8～10 nm 直径）。组织化学法证明此沉着物可能是一种非胶原性纤丝蛋白,含有酪氨酸、色氨酸、精氨酸及含硫氨基酸。此外,沉着物中还有磷脂存在。免疫组织学染色证明对微丝蛋白抗体呈阳性反应。

4.治疗

早期无症状,视力好无须治疗。晚期当病灶融合出现较大面积混浊影响视力时,可行穿透或板层角膜移植,术后一般效果较好。但有报告板层移植后半年至 1 年,层间有病灶复发,且复发后预后更差。

(三)Fuchs 角膜内皮营养不良

本病的特点是在角膜内皮细胞与 Descemet 膜之间,缓慢地由中央向周边,进行性地形成滴状赘疣。当其增大并向前房突出时,角膜内皮细胞被挤长并脱落,由邻近内皮细胞扩展覆盖缺损区。由于角膜内皮细胞数目日渐减少,密度降低,六角形百分比下降,细胞形态变异,而导致原发性角膜内皮失代偿,产生大泡性角膜病变。

1.临床表现

本病发病晚,常于中年后开始发病,女性较男性多。病情进展极为缓慢。本病分为三期,先后可达20年或更长的时间。

(1)第一期:角膜滴状赘疣又名滴状角膜期。本病为双眼病,但双侧常均匀对称。此期患者无自觉症状,采用裂隙灯直接照明法检查时,可见角膜中央部的后表面有多个细小的、向后突起的滴状赘疣,略带青铜色;用后照明法时,显示在内皮表面,有散在的、圆形、折光性金色小凹;用与角膜相切的宽光带照明法时,可见 Descemet 膜呈现金箔状变厚,并具一些不规则的灰色混浊斑点于其上。采用内皮镜检查时,可见在内皮细胞正常镶嵌形态下出现一些黑区。角膜滴状赘疣的出现并不意味着它具有本病的诊断体征,因为多数情况下,它并不发展成 Fuchs 角膜营养不良,而只是老年性角膜内皮细胞退变所产生的产物。角膜滴状赘疣也可以是本病的早期表现,随着病情的进展,滴状赘疣的数量可逐渐加多,互相融合并向周边部扩展,侵及全角膜的后面。内皮细胞生物泵的功能一旦丢失,则进入本病的第二期。

(2)第二期:实质性与上皮性水肿期亦即原发性角膜失代偿期。此期患者视力下降,出现疼痛并进行性加剧。当角膜内皮细胞密度下降,角膜内皮生物泵功能失常后,裂隙灯下可见角膜水肿从 Descemet 膜前的实质层开始,Descemet 膜出现皱褶,角膜厚度增加,实质层如毛玻璃样轻度混浊。继而角膜上皮呈微囊状水肿,角膜表面不平,患者常在清晨时视力严重减弱,日间由于角膜前表面的水分被蒸发,上皮水肿有所好转,视力因而改善。当眼压增高时,上皮水肿加剧。角膜上皮与上皮下水肿可融合成水泡及大泡,泡破后眼部剧疼。

(3)第三期:瘢痕期。角膜长期水肿可导致角膜血管新生,而在上皮下弥漫地形成结缔组织层。多次反复发作大泡破裂者,更易形成瘢痕。角膜形成瘢痕后知觉减退,上皮水肿减轻,疼痛有所缓解,但视力更趋下降。

2.治疗

第一期无须治疗。角膜内皮失代偿的治疗参考大泡性角膜病变。

第三节 角膜软化症

一、定义

角膜软化症是由于维生素 A 缺乏引起的一种角膜溶化及坏死的致盲眼病。

二、临床表现

患儿消瘦,精神萎靡,皮肤干燥粗糙呈棘皮状,声音嘶哑,由于消化道及呼吸道的上皮角化,患儿可伴有腹泻或咳嗽。早期症状主要是夜盲,但因幼儿不能诉述,常被忽略。

三、诊断

(1)患儿消瘦,精神萎靡,皮肤干燥粗糙,声音嘶哑。

(2)夜盲:夜间视力不好,暗适应功能差。但因幼儿不能诉述而不被发现。

(3)结膜干燥:在睑裂部近角膜缘的球结膜上出现三角形的尖端向外眦部的干燥斑,称 Bitot 斑。

(4)角膜早期干燥无光泽,呈雾状混浊,继之溶化坏死形成溃疡、感染,进而穿孔。

四、治疗

(1)病因治疗:积极治疗内科疾病,改善营养。维生素 A、维生素 D 每次0.5～1.0 mL,每天1 次,连续10～15次。

(2)用抗生素眼药水或眼膏抗感染。

(3)用 1‰阿托品眼膏散瞳防虹膜粘连。

(4)若角膜已穿孔,可行结膜遮盖术或角膜移植术。如眼内容脱出,可行眼球摘除术或眼内容剜除术。

第四节 细菌性角膜炎

细菌性角膜炎是 20 世纪 60 年代最主要的感染性角膜疾病,20 世纪 70 年代以后病毒性角膜炎、真菌性角膜炎、棘阿米巴性角膜炎迅速增多,但细菌性角膜炎仍是当前发病率和致盲率最高的感染性角膜病。细菌性角膜炎的发展趋势是机会感染、混合感染及耐药菌感染不断增多,给该病的诊断和治疗带来一定困难,眼科医师必须给予高度警惕和重视。

随着时代的变迁,细菌性角膜炎的致病菌也发生了很大变化,文献统计当前最常见(约占70%)的致病细菌有四种,即革兰阳性球菌中的肺炎链球菌(Streptococcus pneumoniae,S)和葡萄球菌(Staphylococcus,S)革兰阴性杆菌中的铜绿假单胞菌(Pseudomonasaeruginosa,P)和莫拉菌(Moraxella,M)简称SSPM感染。此外,比较常见的致病菌还有链球菌、分枝杆菌、变形杆菌、黏质沙雷菌等,有增多倾向的致病细菌有厌氧性细菌、不发酵革兰阴性杆菌、放线菌等。

一、肺炎链球菌性角膜炎

肺炎链球菌性角膜炎是最常见的革兰阳性球菌所引起的急性化脓性角膜炎。具有典型革兰阳性球菌所特有的角膜体征,局限性椭圆形溃疡和前房积脓,故亦称匐行性角膜溃疡或前房积脓性角膜溃疡。

(一)病因

1.致病菌

肺炎链球菌是革兰阳性双球菌,大小为 $0.5 \sim 1.2 \mu m$。

2.危险因素

(1)有角膜上皮外伤史,如树枝、谷穗、指甲、睫毛等擦伤,或有灰尘、泥土等异物病史。

(2)长期应用糖皮质激素。

(3)慢性泪囊炎和佩戴角膜接触镜也是引起本病的主要因素。

发病以夏、秋农忙季节为多见,农村患者多于城市。本病多发生于老年人,婴幼儿或儿童少见。

(二)临床表现

1.症状

起病急,表现为突然发生眼痛及刺激症状。角膜缘混合充血,球结膜水肿。

2.体征

(1)角膜损伤处(多位于中央)出现粟粒大小灰白色微隆起浸润灶,周围角膜混浊水肿。1~2天后,病灶扩大至数毫米,表面溃烂形成溃疡,向周围及深部发展。其进行缘(溃疡的浸润越过溃疡边缘)多潜行于基质中,呈穿凿状,向中央匐行性进展,另一侧比较整齐,炎症浸润较静止。

(2)有时浸润灶表面不发生溃疡,而向基质内形成致密的黄白色脓疡病灶。伴有放射状后弹力膜皱褶形成。

(3)当溃疡继续向深部发展,坏死组织不断脱落,可导致后弹力膜膨出或穿孔。一经穿孔,前房将失去原先的无菌性,造成眼内感染,最终导致眼球萎缩。

(4)严重的虹膜睫状体炎反应也是本病特征之一,由于细菌毒素不断渗入前房,刺激虹膜睫状体,可出现瞳孔缩小,角膜后沉着物、房水混浊及前房积脓。

(三)诊断

(1)发病前有角膜外伤、慢性泪囊炎或局部长期应用糖皮质激素病史。

(2)起病急,大多从角膜中央部出现浸润病灶。

(3)灰白色局限性溃疡呈椭圆形匐行性进展,很快向基质层发展,形成深部脓疡,甚至穿孔。

(4)常伴有前房积脓,病灶区后弹力层皱褶。

(5)病灶刮片发现有革兰染色阳性双球菌。结合角膜溃疡的典型体征,大体作出初步诊断。确诊仍需细菌培养证实有肺炎链球菌感染。

(四)治疗

(1)首选青霉素类抗生素(1%磺苄西林)、头孢菌素类(0.5%头孢噻肟)等滴眼液频繁滴眼。氨基糖苷类抗生素(0.3%庆大霉素)容易产生耐药性,治疗中必须加以注意。重症病例可加上结膜下注射或全身给药。

(2)如存在慢性泪囊炎,应及时给予清洁处置或摘除。

(3)药物治疗不能控制病情发展或角膜穿孔者,应施行治疗性角膜移植术。

二、葡萄球菌性角膜炎

葡萄球菌性角膜炎是最常见的革兰阳性细菌感染性角膜病,临床表现多样,分为金黄色葡萄球菌性角膜炎、表皮葡萄球菌性角膜炎、耐药金黄色葡萄球菌性角膜炎、耐药表皮葡萄球菌性角膜炎及葡萄球菌性边缘性角膜炎等。

(一)病因

1.致病菌

葡萄球菌广泛分布于自然界、空气、水、土壤,以及人和动物的皮肤与外界相通的腔道中,菌体呈球形,直径约为 1 μm,细菌排列呈葡萄串状,革兰染色阳性。细菌无鞭毛,缺乏运动能力,不形成芽孢。根据色素、生化反应等不同,分为金黄色葡萄球菌和以表皮葡萄球菌为代表的凝固酶阴性葡萄球菌。前者可产生毒素及血浆凝固酶,故其毒力最强;后者毒性较小、不产生血浆凝固酶,一般不致病,但近年来已成为眼科感染的重要条件致病菌之一。

2.危险因素

同肺炎链球菌性角膜炎,一般有外伤或其他眼表病病史(如干眼症、单纯疱疹性角膜炎等)。

(二)临床特征

1.金黄色葡萄球菌性角膜炎

(1)金黄色葡萄球菌性角膜炎是一种急性化脓性角膜溃疡,临床上与肺炎链球菌所引起的匐行性角膜溃疡非常相似。

(2)具有革兰阳性球菌典型的局限性圆形灰白色溃疡,边缘清楚,偶尔周围有小的卫星灶形成,一般溃疡比较表浅,很少波及全角膜及伴有前房积脓。进展较肺炎球菌性角膜炎缓慢。

2.表皮葡萄球菌性角膜炎

(1)表皮葡萄球菌性角膜炎又称凝固酶阴性葡萄球菌性角膜炎,是一种医源性角膜感染病,多发生于眼局部免疫功能障碍的个体,如糖尿病、变应性皮肤炎、长期滴用糖皮质激素及眼科手术后的患者。

(2)发病缓慢,临床表现轻微,病变一般较局限,溃疡范围小而表浅,与金黄色葡萄球菌性角膜炎相比,前房反应较轻。很少引起严重角膜溃疡及穿孔。

3.耐甲氧西林金黄色葡萄球菌性角膜炎(MRSAK)和耐甲氧西林表皮葡萄球菌性角膜炎(MRSEK)

(1)近来由于广泛使用抗生素,耐甲氧西林金黄色葡萄球菌逐年增多,80%~90%的金黄色葡萄球菌可产生青霉素酶,使青霉素 G 水解失活。几乎对每一种抗生素均可产生耐药性,对磺胺类及氨苄西林耐药者占 95%~100%;对氯霉素占 64%~71.4%;对四环素占 36%~40%。

(2)MRSA 或 MRSE 角膜炎其临床表现与金黄色葡萄球菌所致的角膜炎相同,多为机会感染,常发生于免疫功能低下的患者,如早产儿或全身应用化学治疗(简称化疗)后发生;眼部免疫功能低下者,如眼内手术(角膜移植术、白内障等)后、眼外伤、干眼症、佩戴角膜接触镜等。

4.葡萄球菌边缘性角膜炎又叫葡萄球菌边缘性角膜浸润

(1)多发生于葡萄球菌性眼睑结膜炎患者,是葡萄球菌外毒素引起的一种

Ⅲ型变态反应(免疫复合物型)。

(2)中年女性较多见,时重时轻,反复发作,常伴有结膜充血及异物感。

(3)浸润病灶多位于边缘部 2、4、8、10 点处(即眼睑与角膜交叉处,该处免疫复合体容易沉积),呈灰白色孤立的圆形、串珠形或弧形浸润,位于上皮下及浅基质层。病灶与角膜缘之间有一透明区。反复发作后,周边部可有浅层血管翳长入浸润灶。很少引起角膜溃疡发生。

(三)治疗

1.葡萄球菌性角膜炎

一般采用头孢菌素类 0.5%头孢噻肟、青霉素类(1%磺苄西林),或氟喹诺酮类(0.3%氧氟沙星)眼液频繁滴眼。特别注意表皮葡萄球菌性角膜炎对于氨基糖苷类药物治疗效果较差。

2.MRSAK 或 MRSEK

可采用米诺环素和头孢美唑进行治疗。近来文献推荐的方法采用5%万古霉素溶于以磷酸盐作缓冲液的人工泪液中频繁滴眼,或万古霉素 25 mg 结膜下注射,每天 1 次,同时每天 2 次口服,每次1 g,对早期病例有较好疗效。

3.葡萄球菌边缘性角膜炎

主要采用糖皮质激素 0.1%氟米龙和 1%磺苄西林或 0.3%氧氟沙星眼液交替滴眼,一般1周左右即可明显好转。重度患者除清洁眼睑缘外,还应联合结膜下注射或口服糖皮质激素。

4.其他

药物治疗不能控制病情发展或病变迁延不愈、有穿孔倾向者,应早期施行治疗性角膜移植术。

三、铜绿假单胞菌性角膜炎

铜绿假单胞菌性角膜炎是一种极为严重的急性化脓性角膜炎,具有典型革兰阴性杆菌所引起的环形脓疡的体征,常在极短时间内累及整个角膜而导致毁灭性的破坏,后果极其严重。一经发生,必须立即抢救。

(一)病因

1.致病菌

(1)铜绿假单胞菌为革兰阴性杆菌,大小为(0.5~1.0)μm×(1.5~3.0)μm的直或微弯杆菌,有产生色素的性能,引起蓝绿色脓性分泌物。该菌广泛存在于自然界的土壤和水中,亦可寄生于正常人皮肤和结膜囊,有时还可存在于污染的滴眼液中,如荧光素、丁卡因、阿托品、毛果芸香碱滴眼液等。有时甚至可在一般抗生素滴眼液(如磺胺)中存活。

(2)铜绿假单胞菌具有很强的致病性,主要致病物质是内毒素(菌细胞壁脂多糖)和外毒素(弹力性蛋白酶、碱性蛋白酶及外毒素 A)。实践证明,动物试验接种后,迅速在角膜繁殖,放出毒素和酶,并同时引起以中性粒细胞为主的浸润,导致角膜组织溶解及坏死。

2.危险因素

铜绿假单胞菌毒性很强,但侵袭力很弱,只有在角膜上皮损伤时才能侵犯角膜组织引起感染,最常见的发病危险因素如下。

(1)角膜异物剔除术后,或各种原因引起的角膜损伤(如角膜炎、角膜软化、角膜化学烧伤及热烧伤、暴露性角膜炎等)。

(2)佩戴角膜接触镜时间过长,或使用被铜绿假单胞菌污染的清洁液或消毒液。

(3)使用被污染的眼药水和手术器械。

(二)临床表现

(1)症状:发病急,病情发展快,潜伏期短(6~24 小时)。患者感觉眼部剧烈疼痛、畏光流泪,视力急剧减退,检查可见眼睑红肿,球结膜混合性充血、水肿。

(2)起病急、来势猛,溃疡发生快。

(3)典型的环形浸润或环形溃疡形态及前房积脓。

(4)大量的黄绿色黏脓性分泌物。

(5)涂片检查发现有革兰阴性杆菌,培养证实为铜绿假单胞菌。

(三)治疗

(1)局部首选氨基糖苷类抗生素(如庆大霉素、妥布霉素、阿米卡星)或氟喹诺酮类抗菌药(氧氟沙星、环丙沙星)频繁滴眼,也可采用第三代头孢菌类抗生素(头孢噻肟、头孢磺啶、头孢哌酮)频滴或交替滴眼。白天每 30~60 分钟 1 次滴眼,晚上改用氧氟沙星眼膏或磺苄西林眼膏每 3~4 小时 1 次涂眼。

(2)重症患者可采用结膜下注射或全身用药。待获得药敏试验的结果后,应及时修正使用敏感的抗生素或抗菌药进行治疗。

(3)糖皮质激素的应用在大量有效抗生素控制炎症的情况下,适当应用糖皮质激素可以减轻炎症反应和瘢痕形成。口服泼尼松 10 mg,每天 3 次或地塞米松 15 mg 加入抗生素及葡萄糖中静脉滴注。但溃疡未愈合,荧光素染色阳性时局部忌用糖皮质激素治疗。

(4)其他治疗用1%阿托品散瞳,用胶原酶抑制剂和大量维生素对症治疗。病情重者在药物治疗24～48小时后,有条件则彻底清除病灶进行板层角膜移植。术后每天结膜下注射敏感抗生素可缩短疗程,挽救眼球。后遗角膜白斑者,则作穿透性角膜移植。

第五节 真菌性角膜炎

真菌性角膜炎是严重的致盲眼病,由于发病率高又多与植物外伤有关,所以在我国这个农业大国里,农民患病率占首位。统计资料表明,真菌性角膜炎行穿透性角膜移植治疗者中,农民占85.2%。由于临床上缺乏有效的抗真菌药物,因此,患者的病程长,角膜感染严重,有的甚至合并穿孔。近年来,角膜真菌感染有增加趋势,1997年前在北方进行的穿透性角膜移植术中,HSK占首位,为40.5%,真菌性角膜炎占33.2%;而1999年,真菌性角膜炎行穿透性角膜移植术占45%,而HSK占15%。

一、致病菌

真菌性角膜炎的主要致病真菌,国外报告主要是白色念珠菌、曲霉菌和其他丝状菌,而国内对真菌性角膜炎培养和菌种鉴定结果,主要是镰刀菌占70%,曲霉菌占10%,白色念珠菌占5%,其他占15%。真菌感染角膜有三种途径。①外源性:常有植物、泥土外伤史;②眼附属器的感染蔓延;③内源性:身体其他部位深部真菌感染,血行扩散。大多数学者认为真菌是一种条件致病菌,因为正常结膜囊内培养出真菌,检查阳性率高达27%,但不发病,只有长期使用抗生素,致结膜囊内菌群失调或长期应用糖皮质激素,使局部免疫力低下,角膜的外伤等情况下,才引起真菌性角膜炎。

根据真菌性角膜炎的临床表现结合相应的病理学改变,目前可以把真菌性角膜炎大体上分为两种形式。①水平生长型:真菌为表层地毯式生长,对抗真菌药物效果好,刮片阳性率高,是板层角膜移植的适应证。②垂直和斜行生长型:临床较严重的真菌感染,有特异的真菌感染伪足、卫星灶等,抗真菌药物往往无效,板层移植为禁忌,PKP时要尽可能切除病灶外0.5 mm范围以上,才能有把握控制炎症。

二、发病机制

目前对真菌在角膜内感染的发病机制缺乏系统深入的研究,零星的研究表明真菌本身的毒力即侵袭力和机体防御异常是真菌感染发生的两大因素。目前认为真菌的黏附,特别与宿主上皮的黏附是真菌感染角膜的第一步。最近的研究结果表明,不同感染中真菌对角膜上皮有不同的黏附力。一些研究还发现真菌在感染宿主的过程中,通过分泌一些特异性酶降解破坏宿主细胞膜,达到侵袭和扩散的目的。病原性真菌分泌的酶类目前研究较多的有磷酸酯酶和降解肽类的金属蛋白酶。对几种常见致病真菌的蛋白酶进行研究,发现不同真菌在感染的不同时期分泌蛋白酶的量是不一样的。

三、临床表现

相对细菌感染性角膜炎,真菌性角膜炎发病和进展缓慢。早期描述其临床性时,多表现为角膜上相对静止的病灶,但目前临床上滥用抗生素、抗病毒及糖皮质激素类药物后,典型病程的真菌性角膜炎已少见,而临床常见到的真菌性角膜炎的浸润、溃疡发展已较快,有的1周内可感染到全角膜,所以不能以病程作为一个主要临床指标来判断是否为真菌感染。

真菌性角膜炎典型的角膜病变如下。①菌丝苔被:表现为角膜感染病灶呈灰白色轻度隆起,外观干燥,无光泽,有的为羊脂状,与下方炎症组织粘连紧密。②伪足:在感染角膜病灶周围有伪足,像树枝状浸润。③卫星灶:为角膜大感染灶周围,出现与病灶之间没有联系的小的圆形感染灶。④免疫环常表现为感染灶周围的环形浸润,此环与感染灶之间有一模糊的透明带。⑤内皮斑:约有50%患者可见到角膜内皮面有圆形块状斑,常见于病灶下方或周围。⑥前房积脓是判断角膜感染深度的一个重要指标,有前房积脓时说明感染已达角膜基质层,有的甚至是部分菌丝已穿透后弹力层。前房的脓液在角膜穿孔前,只有15%~30%脓中有菌丝,大部分为反应性积脓,当出现角膜穿孔,前房脓液中高达90%有真菌菌丝存在。

根据对不同感染真菌性动物模型的研究,不同感染真菌在角膜的感染方式不同,也存在不同的临床表现,如白色念珠菌性角膜炎早期显示浅层角膜病变,轻度隆起,病情发展缓慢,病变区灰白色,可见伪足和卫星灶,病变周围有明显的细胞浸润。茄病镰刀菌性角膜炎显示毛玻璃样增厚,呈现表面隆起的干燥的灰白色病灶,病灶周围浸润不明显。曲霉菌性角膜炎,角膜病灶显示徽章样改变,周边病变浓密而中央稍淡,病情发展迅速,3天时即出现前房积脓。

四、诊断

(一)病史

角膜常伴有植物、泥土等外伤史,眼及全身长期应用糖皮质激素及广谱抗生素史。

(二)典型的临床表现

主要是眼部的典型体征。

(三)实验室检查

1.刮片染色法

(1)10%～20%氢氧化钾湿片法。

(2)Gram 染色:①刮片方法同上;②染液和染色方法同细菌学检查。

2.组织病理检查

(1)角膜活检组织或行角膜移植取下的组织片。

(2)过碘酸雪夫(PAS)染色,光学显微镜下见丝状菌,类酵母菌染为红色。

3.真菌培养和鉴定

(1)常用培养基:沙氏培养基、土豆葡萄糖培养基、巧克力琼脂平板培养基。

(2)培养温度:22～28 ℃,湿度 40%～50%。

(3)pH:4.0～6.0。

(4)时间:20 天至 1 个月。

结果分析:依据真菌生长速度,菌落外观丝、孢子或菌细胞形态特征等进行鉴别。

4.共焦显微镜检查

共焦显微镜是一种新型、无创伤性检查设备,它可以在活体上对角膜行三维水平扫描,并提供高清晰和放大倍率的角膜各层面图像。从细胞水平上对活体角膜的病理生理进行直接观察。对真菌性角膜炎的诊断研究结果显示,可达到96%的阳性率,并能对真菌性角膜炎抗真菌药物治疗的效果进行监控,对真菌性角膜炎的诊断和研究的很有帮助。

五、治疗

(一)药物治疗

1.两性霉素 B

两性霉素 B 是从链丝菌培养液中分离得到的多烯类抗真菌药物,体外试验证实多烯类是目前抗真菌(丝状菌、酵母菌)活性最高的药物。多烯类药物与真菌细胞膜中的麦角固醇结合,使细胞膜通透性和电解质平衡改变,导致真菌停止生长。由于哺乳动物细胞(如红细胞、肾小管上皮细胞等)的细胞膜含固醇,故全身应用时可导致溶血和肾脏等器官的毒性反应。

两性霉素 B 在临床上应用已久,静脉注射后血中的两性霉素约 90% 以上与血浆蛋白结合。因此,不能透过血-房水屏障,且全身应用毒副作用大,眼用制剂在角膜内穿透性差,对深部角膜感染合并前房积脓者效果不佳。常用两性霉素 B 滴眼,感染严重时,每小时 1 次,晚上用两性霉素 B 眼膏。

2.新型三唑类

三唑类药物通过与细胞内的细胞色素 P_{450} 结合,抑制真菌细胞膜上麦角固醇的生物合成,从而损害真菌细胞膜的结构和功能,同时使细胞内过氧化物大量堆积,造成真菌死亡。

氟康唑是一种临床上广泛应用的广谱、高效、安全的三唑类药物,动物和临床试验证实口服氟康唑对眼部念珠菌、隐球菌、曲霉菌及球孢子菌感染有效。常用氟康唑眼水,眼部应用刺激小,连续滴眼 2 月,未见明显毒副作用。

伊曲康唑为粉蓝色胶囊,内含 100 mg 伊曲康唑。真菌性角膜炎的应用为 200 mg,每天 1 次,总疗程不超过 3 周。最常见不良反应有肝功能损害及胃肠道反应。

3.那他霉素

那他霉素是从链丝菌培养液中分离的四烯类抗真菌药物,为广谱抗真菌抗生素,对曲霉菌、念珠菌、镰刀菌等均有效,抗真菌的原理与两性霉素 B 相同。由于那他霉素难溶于水。临床常用混悬液,但此液对角膜结膜通透性极差。因此,滴眼液仅用于治疗浅表的角膜感染灶。目前临床上常用的为 5% 混悬液或 10% 眼膏。

4.免疫抑制剂

研究发现许多真菌的天然代谢产物具有对其他真菌的毒性作用,从而抑制共生真菌的竞争生长。环孢霉素 A(CsA)、FK506 和西罗莫司,可作为免疫抑制剂抑制 T 细胞激活的信号传导途径,还能作为毒素抑制与其竞争的真菌的生长。

5.其他

氯己定葡萄糖酸盐已广泛应用于临床近 40 年,对许多革兰阳性、阴性细菌、阿米巴原虫、沙眼衣原体具有抑制作用。1996 年,Martin 通过体外、体内试验证实 0.2%氯己定溶液具有良好的抗真菌作用。随后临床随机对照观察显示0.2%氯己定溶液治疗轻中度真菌性角膜炎效果优于 0.25%和 0.5%那特真眼水,尤其对镰刀菌感染有效,对曲霉菌感染效果较差,眼局部耐受性良好,未见组织毒副作用,而且价格低廉易得。尤其对于病原菌尚不明确或可疑混合感染的患者,可将氯己定溶液作为一线药物选择。

6.联合用药

细菌感染时药物的选择及联合用药方案已研究得较为深入。对抗真菌药物联合应用的研究多限于体外试验和动物试验,人体试验观察极少。目前较为确定的是氟胞嘧啶与两性霉素 B 或氟康唑联合应用有协同作用,能减少药物用量,降低毒副作用,并延缓氟胞嘧啶耐药性的产生。分析为后两者破坏真菌细胞膜,从而利于前者穿透,进入真菌细胞发挥作用。利福平和两性霉素 B 合用亦有协同作用。伊曲康唑与两性霉素 B 或氟胞嘧啶合用治疗念珠菌、曲霉菌和隐球菌感染有协同作用,伊曲康唑与氟康唑合用与单用伊曲康唑效果相同。

(二)手术治疗

1.板层角膜移植术

所有真菌性角膜炎,除非合并穿孔或有穿孔趋势者,都应先联合多种抗真菌药物进行治疗,并可辅以 1~2 次局部清创处理,然后根据治疗的转归、病灶的大小、部位、深度及视力等因素决定是否需行角膜移植手术及选择手术的方式。选择部分板层角膜移植手术的适应证如下。

(1)药物治疗 1 周以上无效,同时不合并前房积脓的中浅层溃疡。

(2)对药物治疗有效,其中选择经治疗后前房积脓消失,病灶位于角膜基质的中浅层,视力严重下降至 0.1 以下者,尤其适宜于溃疡直径较大或偏中心的中浅层角膜溃疡。

2.穿透性角膜移植

真菌性角膜炎的穿透性角膜移植手术时机尚没有一个统一而明确的标准,术者多是根据当时的病情和结合自己的经验做出的。行穿透性角膜移植术基本掌握以下原则:①局部和全身联合应用抗真菌药物治疗 48~72 小时无明显疗效。②角膜溃疡直径>6 mm,病变深度到达深基质层,视力低于 0.1,局部药物治疗疗效不明显或前房积脓不断增加者,或溃疡面有扩大趋势者。③角膜溃疡到达后弹力层或穿孔者。

第六节　病毒性角膜炎

一、单纯疱疹病毒性角膜炎

单纯疱疹病毒（HSV）感染引起的角膜炎症称为单纯疱疹病毒性角膜炎（HSK）。它是由病毒感染、免疫与炎症反应参与、损伤角膜及眼表组织结构的复杂性眼病，也是当今世界上危害严重的感染性眼病之一，发病率占角膜病的首位，美国约有 50 万患者。此病的特点是多类型、易复发、发病与被感染的 HSV 株以及机体的免疫状态有关。由于抗生素和皮质类固醇的广泛应用，其发病率有上升趋势。往往因反复发作而严重危害视功能，临床尚无有效控制复发的药物，因而成为一种世界性的重要致盲原因。

（一）病原学

HSV 分为 2 个血清型——Ⅰ型和Ⅱ型。Ⅰ型的感染部位是头颈部，大多数眼部疱疹感染是由此型病毒引起；Ⅱ型的感染部位是生殖器，偶或也引起眼部感染。近年的研究发现，HSV-1 型也可感染腰部以下部位，而 HSV-Ⅱ型也可感染腰部以上部位。人是 HSV 唯一的自然宿主。单疱病毒对人的传染性很强，人群中的绝大多数均被它感染过，血清抗体阳性率约为 90%，用分子生物学方法在 75%～94% 的人三叉神经节可发现病毒的潜伏。Ⅰ型的常见传播途径是带毒成人亲吻子女或与子女密切接触，青少年或成人间的接吻，偶可因性交而致生殖器感染。Ⅱ型则以性接触为主，同样也可因性交而致眼部感染，新生儿可经产道感染。新生儿的Ⅱ型感染除累及眼部，也可波及皮肤、血液、内脏和中枢神经系统，并可致命。两型病毒感染的潜伏期相似，为 2～12 天，通常为 3～9 天。

（二）发病机制

原发感染是指病毒第一次侵犯人体，仅见于对本病无免疫力的儿童，多为 6 个月至 5 岁的小儿。在此之后，病毒终生潜伏在三叉神经节的感觉神经元内，在一些非特异刺激（感冒、发热、疟疾、感情刺激、月经、日晒、应用皮质类固醇、退翳治疗及外伤等）下诱发。

近年的研究发现，当角膜病变静止后，单纯疱疹病毒既可潜伏在三叉神经节的感觉神经元内，也可潜伏在角膜内，角膜是 HSV 的另一潜伏地。HSK 复发的详细机制尚不清楚,复发时,HSV可能来源于潜伏在神经节细胞内的病毒再活化,通过轴浆运输到达角膜,或潜伏在角膜内的病毒再活化。

HSK的发生复发以及疾病在临床的表现类型主要与感染机体的HSV株有关,同时与机体的免疫状态也有一定的关系,因而HSK的复发常与机体的免疫功能状态发生变化有关。

浅层型的发病是HSV直接感染角膜上皮细胞,在细胞内增殖导致细胞变性坏死,脱落形成上皮缺损,形成典型的树枝状角膜炎,如进一步扩大加深,则可形成地图状角膜炎。

深层型的发病并非病毒的持续增殖,而主要是一种宿主对单疱病毒抗原的免疫反应,以细胞免疫为主的迟发性超敏反应。HSV由上皮或内皮进入角膜实质后,炎症细胞、抗原抗体复合物或角膜实质内不断复制的病毒,致胶原板层溶解,产生不同类型的深层炎症,主要有免疫型和基质坏死性角膜炎。

(三)分类

单纯疱疹病毒性角膜炎目前仍无统一的分类方法,在不同的专著及文献其分类的方法不同,而且对同一病变的名称也不同。根据角膜的解剖及发病的病理生理分类对疾病的诊断及治疗均有较大的帮助,这种分类方法将HSK分为:①感染上皮性角膜炎,此型包括点状泡状角膜病变、树枝状角膜炎、地图状角膜炎及边缘性角膜炎。②神经营养性角膜炎,此型包括点状上皮糜烂及神经营养性溃疡。③角膜基质炎,此型包括坏死性或免疫性角膜基质炎。④角膜内皮炎,此型包括盘状、弥散或线状角膜内皮炎。根据机体的免疫状态及病毒的毒力,我们将HSK可分为角膜上皮型、溃疡型、免疫反应型及变应型。

(四)临床表现

1.原发感染

HSK的原发感染主要表现为角膜上皮型,常有全身发热和耳前淋巴结肿痛,眼部主要表现为滤泡性或假膜性结膜炎,眼睑皮肤的水疱或脓疱,点状或树枝状角膜炎,其特点为树枝短、出现晚、存在时间短(1~3天),偶也可导致盘状角膜炎。

2.复发感染

根据炎症的部位可分为浅层型和深层型。浅层型包括点状、树枝状、地图状及边缘性角膜炎;深层型包括角膜基质炎及角膜内皮炎。复发感染的特点是不侵犯全身,无全身症状。

(1)点状、树枝状和地图状角膜炎：在诱因之后的数天内，眼部出现刺激症状，根据病变的部位可影响视力或对视力影响较少。角膜上皮层出现灰白色、近乎透明、稍隆起的针尖样小疱，可表现为点状或排列成行或聚集成簇，是为角膜疱疹。此期为时甚短，一般仅数小时至十数小时，因此常被忽略，有些患者在就诊时已改变。有时误诊为"结膜炎"。如及时发现和处理，痊愈后几乎不留痕迹。排列成行的疱疹，不久即扩大融合，中央上皮脱落，形成条状溃疡，并向长度伸展，伸出分枝，末端有分叉，形成典型的树枝状溃疡。在溃疡的边缘，水肿的角膜上皮细胞有活的病毒存在。炎症继续发展，亦可形成边缘蜿蜒迂曲的地图样或星芒状溃疡。有时溃疡可有多个，排列成岛屿状。但不论形态如何，一般只作面的扩展，位于浅层。荧光素染色下可清楚看到角膜溃疡上皮缺损处染成深绿色，而周围则被淡绿色渗透边缘所包围，说明这部分的上皮存在水肿、疏松现象，是为本病的特征。角膜感觉减退是疱疹性角膜炎的一个典型体征。感觉减退的分布取决于角膜病损的范围、病程和严重程度。病变部的角膜感觉常减低或消失，但其周围角膜的敏感性却相对增加，故主觉上有显著疼痛、摩擦感和流泪等刺激症状。多数浅层溃疡病例经积极治疗后，可在 1～2 周内愈合，但浅层实质的浸润需历时数周至数月才能吸收，留下极薄的云翳，一般影响视力较小。

树枝状或地图状溃疡愈合后，有时可见不透明的上皮细胞呈线条样或分枝峰状堆积，这种假树枝是在愈合过程中，更多的上皮愈合被先后从不同方向向病损区伸延并最终汇合的结果，此处的角膜上皮轻度隆起，但荧光素染色一般为阴性。随着时间推移，假树枝可变光滑并消失。不要误认为感染而继续应用抗病毒药物，因为药物的毒性可使之加重。事实上，长期抗病毒药物的应用本身就可产生假树枝和角膜炎。

少数未经控制的病例，病变可继续向深部发展，导致角膜实质层发生混浊。混浊主要是角膜实质的水肿和浸润，一般从溃疡底部开始，逐渐向深部蔓延，直至后弹力层。其色灰白，半透明，有时略带灰黄色调。由于水肿和细胞浸润，角膜可明显增厚。后弹力层及内皮层亦出现肿胀粗糙或条状皱纹。常伴有虹膜炎反应，由于角膜混浊、房水混浊和 KP，常不能得到满意的观察，少数病例尚伴有前房积脓，此时瞳孔必须充分散大，防止后粘连。溃疡波及深部的病例，经积极治疗，溃疡愈合约需 4 周时间，实质水肿及浸润的吸收，可长达数月。角膜长期处于炎症状态，可逐渐变薄，甚至溃疡穿孔。在溃疡阶段，极少数病例尚可继发细菌或真菌感染，应该引起注意。

由 HSV 感染引起的边缘上皮性角膜炎的溃疡灶与树枝状角膜溃疡相似，只是病灶位于角膜边缘,表现为相应处角膜缘充血,角膜基质浸润,并可有新生血管形成。患者的症状较重且对治疗的反应不理想。

(2)神经营养性角膜炎:神经营养性角膜炎可能由感染病毒或免疫反应引起,此种类型患者常伴有角膜的神经功能障碍或泪膜不正常,一般不是病毒感染的活动期,有些患者表现为无菌性溃疡。病灶可局限于角膜上皮表面及基质浅层,也可向基质深层发展,溃疡一般呈圆形、光滑的卷边,长时间变化不大。处理不正确可能会引起角膜穿孔。它的形成是多因素的,包括基底膜损伤,基质内活动性炎症,泪液功能紊乱及神经营养的影响。抗病毒药物的毒性作用常是此种溃疡持续存在的原因。无菌性溃疡难以愈合,它的治疗首先是保护角膜上皮,最简单的方法是包扎患眼(或用治疗性软镜),停用所有药物,包括含有毒性防腐剂的各种人工泪液。必要时需要手术治疗。

(3)角膜基质炎:角膜基质炎虽然只占 HSK 初发病例的 2%,但占复发病例的 20%~48%。角膜基质可被多种因素影响,角膜上皮及内皮的病毒感染均会影响到角膜基质,引起角膜基质的水肿,对角膜上皮及内皮引起的角膜基质改变,其治疗主要是针对角膜上皮及内皮。角膜基质炎在临床的表现主要有两种类型,一种是由于病毒的直接感染引起的基质坏死性角膜炎,另一种主要为基质内的免疫反应(有些患者可能合并病毒的作用)引起的免疫性角膜基质炎。

基质坏死性角膜炎常见于那些多次复发的树枝状角膜炎,正在局部应用皮质类固醇治疗的盘状角膜炎,角膜表现为严重的基质炎症,伴有炎性细胞浸润、坏死、新生血管、瘢痕、偶尔变薄和穿孔。同时发生虹睫炎,偶尔有继发性青光眼。它的自然病程是 2~12 个月,病情重,目前尚无有效治疗方案,预后极差。

免疫性角膜基质炎的临床表现多种多样,主要表现为角膜基质的浸润及水肿,一般角膜上皮完整,可伴有免疫环,免疫环是抗原抗体复合物的沉积,对于反复复发病例会出现新生血管,由于一些病例的角膜基质病变表现为圆盘形,所以许多学者将此型称为盘状角膜炎。根据其病理生理机制,盘状角膜炎主要是由于角膜内皮的病变导致的角膜基质水肿,因此我们现将其放在角膜内皮炎中叙述。

(4)角膜内皮炎:角膜内皮炎主要表现为视力下降、畏光、疼痛,检查可见结膜充血、角膜后 KP、角膜基质及上皮水肿及虹膜炎,角膜内皮炎患者一般不伴有角膜基质的浸润,这是与角膜基质炎相鉴别的重要体征,同时此类患者也很少有角膜新生血管形成,只有病程长,反复发作的患者才会出现角膜的新生血管。根据角膜后 KP 的分布及角膜基质、上皮水肿的形态可将角膜内皮炎分为盘状、弥散形及线形三种类型。

盘状角膜炎绝大多数是由 HSV 的直接侵犯和局部的免疫反应所引起,也可见于带状疱疹、水痘、牛痘、流行性腮腺炎或化学损伤性角膜炎。患者大多以往有过复发的病史,初次发作者较少。充血及刺激一般较溃疡型轻,甚至可以毫无症状。患者就诊时常主诉视力模糊,眼部略有发胀感。

盘状角膜炎是位于角膜中央或近中央处的圆形水肿,直径为 5~8 mm,通常以 6~7 mm 者居多。灰白色,略带半透明,中央部位较淡,而边缘处较浓密,犹如"钱币"状。偶尔也可见到免疫环,是由中性粒细胞环绕盘状水肿的边缘形成。裂隙灯下检查,水肿在角膜实质深层为主,角膜增厚可达角膜厚度的 1/4 乃至 1 倍以上,伴有后弹力层皱纹及内皮粗糙增厚现象。大小不等的 KP 黏附于角膜内皮,少数病例尚有房水混浊或前房积脓。角膜上皮一般正常,荧光素不着色。但有些炎症严重的病例,角膜上皮呈现毛玻璃样水肿,滴荧光素后,在裂隙灯下检查,呈现细点状着色。除盘状混浊外,也可表面为地图形、弥漫性、局限性、环形、马蹄形等。形状虽有不同,但病理改变基本一致。

盘状角膜炎病程较长,通常为 2~6 个月。在炎症阶段,视力严重减弱,但通过合理的使用抗病毒类药物与激素类药物,水肿大部分可以吸收,留下较淡的瘢痕,多数病例仍能保持有效视力。另一种情况是,在盘状角膜混浊的基础上,角膜表面可以出现树枝状或地图状溃疡,与深部炎症同时存在。有时,尚可并发单疱性葡萄膜炎,出现继发性青光眼,长期炎症的存在,又可促使新生血管长入。

弥散形及线形角膜炎的临床表现与盘状角膜炎基本相同,只是角膜后 KP 呈弥散分布或呈线形分布。

总之,HSK 的危害性在于炎症的反复发作和长期不愈。造成角膜细胞的严重破坏,最后为瘢痕组织所替代。大量的新生血管也是影响视力的主要因素。不恰当的使用激素,亦是促使病情恶化的另一原因。至于葡萄膜炎、继发性青光眼,和继发细菌或真菌感染等情况,它们的严重性更是不言而喻的。

(五)诊断

目前 HSK 的诊断多依靠病史和角膜病变的形态做临床诊断,反复发作史是重要的诊断依据。实验室诊断不是必需的临床诊断条件,常用的实验室诊断技术如下。

1.血清学检查

血清学检查常用中和试验、补体结合试验。对原发感染可作肯定诊断,但不适用于复发感染。

2.免疫组织化学检查

使用 HSV-1 的单克隆抗体诊断药盒,进行包括免疫荧光染色和酶免疫测定,能在少于4小时内对上皮刮片作病原学快速诊断,结果极为可靠。

3.病毒分离

病毒分离是本病最可靠的病因诊断,常用方法有泪液拭子或角膜病变组织刮片,进行兔肾细胞(RK)培养,进行病毒分离。

4.电镜技术

寻找病毒颗粒。

5.核酸杂交技术

核酸杂交技术如聚合酶链反应(PCR)技术,敏感度较高,但有假阳性结果。

6.其他

尚有免疫功能状态和荧光素通透系数等检查。

(六)治疗

不同的病变阶段,采用不同的治疗方法。在角膜疱疹或浅层炎症早期阶段,应迅速控制炎症。

1.药物

(1)抗病毒药物:目前对 HSK 的治疗主要还是以抗病毒药物为主。

碘苷:仅抑制 DNA 病毒,对 RNA 病毒无作用。1962 年首先应用于临床,只对浅层病变有效。该药毒性大、渗透性差,易产生耐药性,主要适用于初次发作病例。近年来新的抗病毒药物出现,使此药的应用减小。对多次复发病例,选用效果更好的药物为宜。

氟苷:又名三氟胸腺嘧啶核苷(F3T),抗病毒作用比阿糖胞苷及碘苷强,可用于治疗浅层及深层 HSK,眼内通透性好,全身应用毒性较大,仅局部应用,1%氟苷局部应用可引起角膜上皮病变。

阿糖胞苷:主要抑制 DNA 病毒,对 RNA 病毒作用不大。治疗 HSK 有一定效果,但对正常细胞毒性大,故常用它的衍生物安西他滨(CC),眼水为 0.1% 及0.05%,眼膏 0.1%。

阿昔洛韦(ACV):比较有效的选择性抗病毒药物,特别是对于疱疹病毒,有明显的抑制作用。1979 年起应用于临床,国内外文献报道,不但疗效好,且不良反应小。常用剂型为 3% 眼膏和 0.1% 阿昔洛韦眼药水。口服 ACV 是近年来研究较多的一种治疗方法,此方法不仅具有治疗 HSK 的作用,同时具有预防 HSK复发的作用,一些作者在 HSK 患者行角膜移植手术后采用口服 ACV 一年以预防 HSK 的复发。此外对于基质型 HSK,长时间口服 ACV 也能预防其复发。

丙氧鸟苷:又名更昔洛韦(GCV),对 HSV 的抑制作用与 ACV 相当,对于 HSK 具有较好的疗效,且对多种抗 HSV 药物产生耐药性病例也有治疗效果。眼药水的浓度是 0.1%~3%。

利巴韦林:广谱抗病毒药,疗效较好,且对正常细胞毒性颇低。眼水为0.1% 及0.5%,眼膏 0.5%。

其他抗病毒药物:如阿糖腺苷(Ara-A)等,对治疗 HSK 也有一定效果,但临床尚需要观察。至于吗啉胍(ABOB),多数眼科医师认为疗效不佳。

(2)肾上腺皮质激素:因它有抑制角膜免疫反应和抗炎作用,常用于 HSK 的治疗,但应掌握如下原则。

感染上皮性角膜炎:此型包括点状泡状角膜病变、树枝状角膜炎、地图状角膜炎、边缘性角膜炎及神经营养性角膜炎禁用皮质激素,因其能激活病毒和胶原酶活性,促进病毒繁殖,使病变向深层发展。它还能抑制上皮再生,甚至造成溃疡穿孔。

坏死性或免疫性角膜基质炎:对于坏死性角膜基质炎应根据情况选择是否应用激素,如伴有免疫反应患者可应用激素,但以病毒感染引起者不应使用激素,如对此类患者使用激素可能会引起病情恶化。对于因免疫反应而导致的免疫性角膜基质炎患者,局部应用激素有治疗的意义。角膜内皮炎包括盘状、弥散或线状角膜内皮炎,此种类型 HSK 与免疫功能异常明确相关,可应用激素。但应用激素时应同时应用抗病毒药物。应用激素次数应根据病情的严重程度而确定,在发病的早期,抗病毒药及激素局部应用为每天4~5 次,当病情控制后,通常 7~10 天,将抗病毒药及激素用药的次数改为每天 3 次,用 1 周后改为 2 次,再 1 周后改为 1~2 次维持约 3 个月。应用皮质激素期间,最好 1~2 天用荧光素着色一次,如有溃疡出现,立即停用,按溃疡处理。当炎症完全消退后,抗病毒药物和皮质激素的次数需逐步减少,最后完全停用。

过量的使用抗病毒药,不但无助于预防炎症的复发,而且会产生耐药性,影响复发时用药的疗效,同时抗病毒药物还会对眼表产生毒性;过量的使用激素也会导致眼表上皮细胞的毒性,有时会出现浅层 HSK。局部应用的皮质激素有:1%地塞米松眼水、眼膏,均可每天 2~4 次。

(3)免疫调节剂:利用它试图调节机体的免疫功能或增强抵抗力,可用于治疗 HSK。常用药物有左旋咪唑、干扰素、转移因子等。

2.手术

对于 HSK 的手术治疗主要分为两种情况,一是药物治疗效果不明显、长时间不愈合或患者出现角膜明显变薄或穿孔,要进行治疗性角膜移植手术或用相应的手术方法促进愈合;二是角膜炎症已完全愈合,遗留角膜斑痕影响视力,应进行光学性角膜移植手术恢复视力。

在第一种情况下,可根据患者的病情及当地的医疗条件选择。①病灶清创术:其原理是通过物理或化学的方法来清除感染细胞和病毒。目前常采用的是机械清创,但注意尽量不要损伤 Bowman 膜,以减少瘢痕形成。化学清创目前已不提倡应用,因为它会损伤角膜基质,增加瘢痕组织,以及延缓上皮愈合和导致内皮变性。清创后,一般对患眼行加压包扎,这有利促进上皮愈合和减轻症状;此外,包扎升高了眼球表面温度,还能抑制病毒繁殖。②结膜瓣遮盖术:主要适用于患者长时间不愈合且溃疡灶位于光学区以外的患者,可很快使病情稳定。③羊膜覆盖手术:适用于病灶位于角膜中央及旁中央的长时间不愈合患者,羊膜覆盖手术能促进此类患者尽快愈合,但对于伴有细菌或真菌感染者不能用此方法。④治疗性角膜移植手术:当角膜已穿孔或将要穿孔时,应选用治疗性角膜移植手术,一般采用穿透性角膜移植,板层角膜移植只适合于周边极小穿孔患者。

对于第二种情况,采用光学性角膜移植手术恢复患者的视力,一般采用穿透性角膜移植,因为板层角膜移植不能完全清除角膜中的病毒。手术的时机一般在 HSK 病情稳定后进行,以炎症消退后 3 个月或以上较为稳妥。

无论是第一种情况还是第二种情况下进行手术,在手术前后均应全身应用抗病毒药物,如口服阿昔洛韦,以减小炎症及预防 HSK 复发。

二、带状疱疹性角膜炎

眼部带状疱疹可合并眼睑炎、结膜炎、角膜炎、巩膜炎、葡萄膜炎、视网膜病变(急性视网膜坏死)、视神经炎、眼肌麻痹等。其中 60% 可发生带状疱疹性角膜炎。

(一)病因

(1)本病是由水痘带状疱疹病毒(VZV)复发感染所致、病毒潜伏于三叉神经节中。当机体细胞免疫功能下降或在其他外界刺激诱导下,病毒即被激活、繁殖而发病。

(2)发病机制是下列某一种因素或共同作用的结果:①病毒对角膜的直接侵犯;②宿主对完整病毒或病毒抗原在角膜内发生炎性反应;③机体对改变了的自

身组织发生自体免疫反应;④由于角膜知觉减退,眼睑异常及角膜表面泪液膜改变,发生继发性改变。和 HSV 性角膜病变不同的是,VZV 性角膜炎未能做出满意的动物模型、妨碍了对其进行进一步的深入研究。

(二)临床表现

1.全身表现

带状疱疹之前驱症状包括全身不适、发热、寒战及沿神经皮肤分布区疼痛,皮肤发生线状排列的小水泡;伴发神经痛,丛麻、刺感到极度持续疼痛。皮疹延续数月,神经痛可延续数年。带状疱疹与 HSV 不同,侵犯真皮,水泡治愈后残留永久性瘢痕。

2.角膜表现

眼带状疱疹中,大约有 60% 可引起角膜病变,VZV 对三叉神经第一支极易侵犯,角膜炎的发生多在皮疹出现以后发生,尤其是鼻尖或鼻翼出现带状疱疹,为鼻睫状支神经受侵犯的征兆,随后必发生角膜炎与虹膜炎。其角膜炎的表现多种多样,主要有以下几种类型。

(1)表层粗点状角膜炎:带状疱疹性角膜炎的最早期表现,皮疹出现后数天内发生。角膜表面呈现粗大的、略高出角膜表面的混浊点,多发生于角膜周边部,表面常附有黏性分泌物,对荧光素呈现不规则着色,虎红染色更为明显,脱落后不形成溃疡。这些不规则的混浊点是混浊的上皮细胞聚集而成,可能是病毒侵犯的结果,也可能是病毒在上皮细胞内繁殖的结果。有的病例可在其细胞核内查到病毒包涵体。

(2)上皮下浸润及钱币状角膜炎:表层点状角膜炎可在几天之内自行消退,有的很快互相结合形成上皮下浸润,并进一步形成钱状角膜炎。后者被认为是带状疱疹性角膜炎的典型病变。

(3)假树枝状角膜炎:伴随于眼带状疱疹出现的树枝状角膜炎,因其形态和 HSV 性树枝状角膜炎极为相似,其主要区别是角膜病变轻微,略高起于角膜表面,轻、中度荧光素染色,而不像 HSK 呈沟状凹陷,染色明显;其树枝状病变的末端不像 HSK 那样有球形膨大。故称为假树枝状角膜炎而加以区别。

(4)黏斑性角膜炎:一种慢性角膜炎的特殊类型,大约 5% 的带状疱疹患者会出现此种角膜病变。发病时间差异很大,从出疹后 7 天至 3 年均可出现,但多数在 2~7 个月出现。其典型改变的角膜表面由微隆起的黏液物质构成的斑点状病灶,有时可出现线状或树枝状病变,边缘清楚,通常是多发性的,可出现于角膜表面的任何部位,其大小和形状每天都可改变。乙酰半胱氨酸可将其溶解。

荧光素呈中等着色,虎红染色鲜艳。发病机制不很清楚,可能与泪液膜异常、角膜感觉神经麻痹及眼睑闭合不全等因素有关。

(5)神经麻痹性角膜炎:在剧烈的三叉神经痛的同时,角膜感觉全部消失,病愈后可延续数月至一年之久,甚至长期不恢复。长期感觉障碍大约有9%的患者可引起神经营养性角膜炎的发生。严重者可导致角膜溃疡、继发细菌感染,出现角膜脓疡或前房积脓。

(6)盘状角膜基质炎:数月后上皮下浸润可向基质深部发展,形成富于新生血管的角膜基质炎或盘状角膜基质炎。裂隙灯显微镜检查角膜后弹力膜皱褶,光切面浸润水肿增厚,混浊区角膜后壁常留有类脂质沉积物,经久不吸收,可能是角膜基质细胞的异常代谢产物,此点可与 HSK 及牛痘病毒所引起的盘状角膜基质炎相鉴别。有时还可出现角膜葡萄膜炎或角膜内皮炎(用镜面反射法检查,可以发现角膜内皮有滴状的改变)。

(三)诊断

1.临床诊断

出现皮肤、眼部和角膜的特有体征时,一般不难诊断。体征不典型、皮疹较少的病例,常误诊为 HSK。作者认为当出现角膜炎或其他眼部体征,同时具备下列各特征时,应怀疑 VZV 所致。

(1)既往有单侧颜面部皮疹病史。

(2)该区皮肤残留瘢痕或茶褐色沉淀物。

(3)虹膜萎缩。

(4)前房角色素沉着(较其他葡萄膜炎色素浓厚)。

2.实验室诊断

(1)急性期取结膜及角膜上皮刮片查巨噬细胞及核内嗜酸性包涵体,但不能和 HSV 相区别。

(2)必要时从结膜囊内和取水泡内液体作病毒分离。兔角膜接种不致病,此点可与 HSV 相鉴别。

(3)血清中和抗体的测定:病后 4 天可测出,2 周达高峰,一年后降至不能检测的水平。

(4)荧光抗体染色技术:取病变角膜上皮刮片,直接用荧光抗体染色检查,可证明被感染的细胞内有病毒感染。由于标记荧光抗体有特异性,故可与 HSV 相区别。

(四)治疗

1.表层点状角膜炎和树枝状角膜炎

抗病毒药物阿昔洛韦(ACV、0.1%眼水和 3%眼膏)、丙氧鸟苷(更昔洛韦、GCV、0.1%～3%眼水)频繁滴眼,但疗效尚不能肯定。对伴有较重结膜炎的患者,可并用糖皮质激素滴眼。此外,还应滴抗菌药眼膏,以防混合感染。

2.盘状角膜基质炎

主要应用糖皮质激素(0.1%地塞米松、0.1%氟米龙)滴眼或结膜下注射。滴眼以能控制症状的最低浓度、最少滴眼次数为原则。

3.角膜葡萄膜炎或虹膜睫状体炎

除阿托品散瞳及糖皮质激素外,还应口服吲哚美辛等非甾体抗炎剂,长期局部和全身应用糖皮质激素,可抑制免疫反应,促使病情恶化或病毒扩散,故必须慎用。

4.神经麻痹性角膜溃疡

停止使用抗病毒药物和糖皮质激素眼液,各种抗菌药眼液中因含有防腐剂也应禁止使用。局部滴用不含防腐剂的人工泪液或上皮生长因子(EGF、bFGF)等,纱布绷带包扎、佩戴软性角膜接触镜或暂时睑缘缝合均有一定效果。

5.黏斑性角膜炎

局部应用糖皮质激素药物可控制其进一步引起虹膜炎及角膜基质炎,同时应用胶原酶抑制剂滴眼(10%乙酰半胱氨酸)可融解黏斑,必要时局部滴用人工泪液或行睑缘临时缝合术。

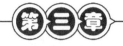

结膜疾病

第一节 结 膜 炎

一、细菌性结膜炎

正常情况下结膜囊内可存有细菌,大约90%的人结膜囊内可分离出细菌,其中35%的人更可分离出一种以上的细菌,这些正常菌群主要是表皮葡萄球菌(>60%),类白喉杆菌(35%)和厌氧的痤疮丙酸杆菌,这些细菌可通过释放抗生素样物质和代谢产物,减少其他致病菌的侵袭。当致病菌的侵害强于宿主的防御功能或宿主的防御功能受到破坏的情况下,如干眼症,长期使用类固醇皮质激素等,即可发生感染。患者眼部有结膜炎症和脓性渗出物时,应怀疑细菌性结膜炎。按发病快慢可分为超急性(24小时内)、急性或亚急性(几小时至几天)、慢性(数天至数周)。按病情的严重情况可分为轻、中、重度。急性结膜炎患者均有不同程度的结膜充血和结膜囊脓性、黏液性或黏脓性分泌物。急性结膜炎通常有自限性,病程在2周左右,局部有效治疗可以减少发病率和疾病持续时间,给予敏感抗生素治疗后,在几天内痊愈。慢性结膜炎无自限性,治疗较棘手。

(一)病因

常见的致病细菌见表3-1。

其他较少见的细菌有结核分枝杆菌、白喉杆菌等。

慢性结膜炎可由急性结膜炎治疗不当演变而来,也可能为Morax-Axenfeld双杆菌、链球菌或其他毒力不强的菌类感染后一开始就呈慢性炎症过程,发病无季节性。还可由不良环境刺激如粉尘和化学烟雾等、眼部长期应用有刺激性的药物、屈光不正、烟酒过度、睡眠不足等引起。很多患者同时存在睑内翻倒睫,以及慢性泪囊炎、慢性鼻炎等周围组织炎症。

表 3-1　各型细菌性结膜炎的常见病原体

发病快慢	病情	常见病原菌
慢性(由数天至数周)	轻至中度	金黄色葡萄球菌 Morax-Axenfeld 双杆菌 变形杆菌 大肠埃希菌 铜绿假单胞菌属
急性或亚急性 (几小时至几天)	中至重度	流感嗜血杆菌 肺炎链球菌 Koch-Week 杆菌 金黄色葡萄球菌
超急性(24 小时内)	重度	淋病奈瑟菌 脑膜炎奈瑟菌

(二)临床表现

急性乳头状结膜炎伴有卡他性或黏脓性渗出物者是多数细菌性结膜炎的特征性表现。起先单眼发病,通过手接触传播后波及双眼。患者眼部刺激感和充血,晨间醒来睑缘有分泌物,起初分泌物呈较稀的浆液性,随病情进展变成黏液性及脓性。偶有眼睑水肿,视力一般不受影响,角膜受累后形成斑点状上皮混浊可引起视力下降。细菌性结膜炎乳头增生和滤泡形成的严重程度取决于细菌毒力包括侵袭力。白喉杆菌和溶血性链球菌可引起睑结膜面膜或假膜形成。

1.超急性细菌性结膜炎

超急性细菌性结膜炎由奈瑟菌属细菌(淋病奈瑟菌或脑膜炎奈瑟菌)引起。其特征为潜伏期短(10 小时至 3 天),病情进展迅速,结膜充血水肿伴有大量脓性分泌物。有 15%～40%患者可迅速引起角膜混浊,浸润,周边或中央角膜溃疡,治疗不及时几天后可发生角膜穿孔,严重威胁视力。其他并发症包括前房积脓性虹膜炎、泪腺炎和眼睑脓肿。淋病奈瑟菌性结膜炎成人主要是通过生殖器-眼接触传播而感染,新生儿主要是分娩时经患有淋病奈瑟菌性阴道炎的母体产道感染,发病率大约为 0.04%。脑膜炎奈瑟菌性结膜炎最常见患病途径是血源性播散感染,也可通过呼吸道分泌物传播。成人淋病奈瑟菌性结膜炎较脑膜炎球菌性结膜炎更为常见,而脑膜炎球菌性结膜炎多见于儿童,通常为双眼性,潜伏期仅为数小时至 1 天,表现类似淋病奈瑟菌性结膜炎,严重者可发展成化脓性脑膜炎,危及患者的生命。两者在临床上往往难以鉴别,两种致病菌均可引起全身扩散,包括败血症。特异性诊断方法需要培养和糖发酵试验。近年来,奈瑟菌属出现青霉素耐药菌群,因此药物敏感试验非常重要。

2.新生儿淋病奈瑟菌性结膜炎

新生儿淋病奈瑟菌性结膜炎潜伏期2~5天者多为产道感染,出生后7天发病者为产后感染。双眼常同时受累。有畏光、流泪,眼睑高度水肿,重者突出于睑裂之外,可有假膜形成。分泌物由病初的浆液性很快转变为脓性,脓液量多,不断从睑裂流出,故又有"脓漏眼"之称。常有耳前淋巴结肿大和压痛。严重病例可并发角膜溃疡甚至眼内炎。感染的婴儿可能还有并发其他部位的化脓性炎症,如关节炎、脑膜炎、肺炎、败血症等。

3.急性或亚急性细菌性结膜炎

急性或亚急性细菌性结膜炎又称"急性卡他性结膜炎",俗称"红眼病",传染性强多见于春秋季节,可散发感染,也可流行于学校、工厂等集体生活场所。发病急,潜伏期1~3天,两眼同时或相隔1~2天发病。发病3~4天时病情达到高潮,以后逐渐减轻,病程多<3周。最常见的致病菌是肺炎双球菌、金黄色葡萄球菌和流感嗜血杆菌。病原体可随季节变化,有研究显示冬天主要是肺炎双球菌引起的感染,流感嗜血杆菌性结膜炎则多见于春夏时期。

(1)金黄色葡萄球菌:通过释放外毒素和激活生物活性物质如溶血素、溶纤维蛋白溶酶、凝固酶等引起急性化脓性结膜炎。患者多伴有睑缘炎,任何年龄均可发病,晨起由于黏液脓性分泌物糊住眼睑而睁眼困难,较少累及角膜。表皮葡萄球菌引起的结膜炎少见。

(2)肺炎双球菌:肺炎双球菌性结膜炎有自限性,儿童发病率高于成人。潜伏期大约2天,结膜充血、黏脓性分泌物等症状在2~3天后达到顶点。上睑结膜和穹隆结膜可有结膜下出血,球结膜水肿。可有上呼吸道症状,但很少引起肺炎。

(3)流感嗜血杆菌:儿童细菌性结膜炎的最常见病原体,成人中也可见。潜伏期约24小时,临床表现为充血、水肿、球结膜下出血,脓性或黏液脓性分泌物,症状3~4天达到高峰,在开始抗生素治疗后7~10天症状消失,不治疗可复发。流感嗜血杆菌Ⅲ型感染还可并发卡他性边缘性角膜浸润或溃疡。儿童流感嗜血杆菌感染可引起眶周蜂窝织炎,部分患者伴有体温升高、身体不适等全身症状。

(4)其他:白喉杆菌引起的急性膜性或假膜性结膜炎,20世纪初开始使用白喉杆菌类毒素后发病率明显下降,如今白喉杆菌性结膜炎偶见于儿童咽白喉患者,最初,眼睑红、肿、热、痛,可有耳前淋巴结肿大,严重病例球结膜面可有灰白色-黄色膜和假膜形成,坏死脱落后形成瘢痕。角膜溃疡少见,但一旦累及很容易穿孔。白喉毒素可致眼外肌和调节麻痹,干眼、睑球粘连、倒睫和睑内翻是白喉杆菌性结膜炎的常见并发症。本病有强传染性,需全身使用抗生素。

其他少见的急性化脓性结膜炎有摩拉克菌结膜炎在免疫力低下和酗酒人群中可见,假单胞菌属、埃希菌属、志贺菌和梭菌属等偶可引起单眼感染,眼睑肿胀,球结膜水肿,可有假膜形成,极少累及角膜。

4.慢性细菌性结膜炎

慢性细菌性结膜炎可由急性结膜炎演变而来,或毒力较弱的病原菌感染所致。多见于鼻泪管阻塞或慢性泪囊炎患者,或慢性睑缘炎或睑板腺功能异常者。金黄色葡萄球菌和摩拉克菌是慢性细菌性结膜炎最常见的两种病原体。

慢性结膜炎进展缓慢,持续时间长,可单侧或双侧发病。症状多种多样,主要表现为眼痒,烧灼感,干涩感,眼刺痛及视力疲劳。结膜轻度充血,可有睑结膜增厚、乳头增生,分泌物为黏液性或白色泡沫样。摩拉克菌可引起眦部结膜炎,伴外眦角皮肤结痂、溃疡形成及睑结膜乳头和滤泡增生。金黄色葡萄球菌引起者常伴有溃疡性睑缘炎或角膜周边点状浸润。

(三)诊断

根据临床表现、分泌物涂片或结膜刮片等检查,可以诊断。结膜刮片和分泌物涂片通过革兰和吉姆萨染色可在显微镜下发现大量多形核白细胞和细菌。为明确病因和指导治疗,对于伴有大量脓性分泌物者、结膜炎严重的儿童和婴儿及治疗无效者应进行细菌培养和药物敏感试验,有全身症状的还应进行血培养。

(四)治疗

去除病因,抗感染治疗,在等待实验室结果时,医师应开始局部使用广谱抗生素,确定致病菌属后给予敏感抗生素。根据病情的轻重可选择结膜囊冲洗、局部用药、全身用药或联合用药。切勿包扎患眼,但可佩戴太阳镜以减少光线的刺激。超急性细菌性结膜炎治疗应在诊断性标本收集后立即进行,以减少潜在的角膜及全身感染的发生,局部治疗和全身用药并重。成人急性或亚急性细菌性结膜炎一般选择滴眼液。儿童则选择眼膏,避免滴眼液随哭泣时眼泪排除,而且其作用时间更长。慢性细菌性结膜炎治疗基本原则与急性结膜炎相似,需长期治疗,疗效取决于患者对治疗方案的依从性。各类型结膜炎波及角膜时应按角膜炎治疗原则处理。

1.局部治疗

(1)当患眼分泌物多时,可用无刺激性的冲洗剂如 3‰ 硼酸水或生理盐水冲洗结膜囊。冲洗时要小心操作,避免损伤角膜上皮,冲洗液勿流入健眼,以免造成交叉传染。

(2)局部充分滴用有效的抗生素眼水和眼药膏。急性阶段每 1~2 小时 1 次。革兰阳性菌所致者可局部使用:5 000~10 000 U/mL 青霉素、15% 磺胺醋酰钠、0.1% 利福平、杆菌肽、甲氧苄啶-多黏菌素 B、0.5% 氯霉素等眼药水频点和红霉素、杆菌肽-多黏菌素 B 眼膏等抗生素眼药膏。革兰阴性菌所致者可选用氨基糖苷类或喹诺酮类药物,如 0.3% 庆大霉素、0.3% 妥布霉素、0.3% 环丙沙星、0.3% 氧氟沙星眼药水或眼药膏。在特殊情况下,可使用合成抗生素滴眼液。如甲氧苯青霉素耐药性葡萄球菌性结膜炎可使用 5 mg/mL 万古霉素滴眼液。慢性葡萄球菌性结膜炎对用杆菌肽和红霉素反应良好,还可适当应用收敛剂如 0.25% 硫酸锌眼水。

2.全身治疗

(1)奈瑟菌性结膜炎应全身及时使用足量的抗生素,肌内注射或静脉给药。淋病奈瑟菌性结膜炎角膜未波及,成人大剂量肌内注射青霉素或头孢曲松钠 1 g 即可,如果角膜也被感染,加大剂量,1~2 g/d,连续 5 天。青霉素过敏者可用大观霉素(2 g/d,肌内注射)。除此之外,还可联合口服 1 g 阿奇霉素或 100 mg 多西环素,每天 2 次,持续 7 天;或喹诺酮类药物(环丙沙星 0.5 g 或氧氟沙星 0.4 g,每天 2 次,连续 5 天)。

新生儿用青霉素 G 10×10^8 U/(kg・d),静脉滴注或分 4 次肌内注射,共 7 天。或用头孢曲松钠(0.125 g,肌内注射)、头孢噻肟钠(25 mg/kg,静脉注射或肌内注射),每 8 小时或 12 小时 1 次,连续 7 天。

大约 1/5 外源性(原发性)脑膜炎球菌性结膜炎可引起脑膜炎球菌血症,单纯局部治疗患者发生菌血症的概率比联合全身用药患者高 20 倍。因此必须联合全身治疗。脑膜炎球菌性结膜炎可静脉注射或肌内注射青霉素。青霉素过敏者可用氯霉素代替。2 天内可有明显疗效。和脑膜炎球菌性结膜炎患者接触者应进行预防性治疗,可口服利福平每天 2 次持续 2 天,推荐剂量是成人 600 mg,儿童 10 mg/kg。

(2)流感嗜血杆菌感染而致的急性细菌性结膜炎或伴有咽炎或急性化脓性中耳炎的患者局部用药的同时应口服头孢类抗生素或利福平。

(3)慢性结膜炎的难治性病例和伴有酒糟鼻患者需口服多西环素 100 mg,

1～2次/天,持续数月。

(五)预防

(1)严格注意个人卫生和集体卫生。提倡勤洗手、洗脸和不用手或衣袖拭眼。

(2)急性期患者需隔离,以避免传染,防止流行。一眼患病时应防止另眼感染。

(3)严格消毒患者用过的洗脸用具、手帕及接触的医疗器皿。

(4)医护人员在接触患者之后必须洗手消毒以防交叉感染。必要时应戴防护眼镜。

(5)新生儿出生后应常规立即用1‰硝酸银眼药水滴眼1次或涂0.5%四环素眼药膏,以预防新生儿淋菌性结膜炎和衣原体性结膜炎。

二、衣原体性结膜炎

衣原体是介于细菌与病毒之间的微生物,归于立克次纲,衣原体目。具有细胞壁和细胞膜,以二分裂方式繁殖,可寄生于细胞内形成包涵体。衣原体目分为二属。属Ⅰ为沙眼衣原体,可引起沙眼、包涵体性结膜炎和淋巴肉芽肿;属Ⅱ为鹦鹉热衣原体,可引起鹦鹉热。衣原体性结膜炎包括沙眼、包涵体性结膜炎、性病淋巴肉芽肿性结膜炎等。衣原体对四环素或红霉素最敏感,其次是磺胺嘧啶、利福平等。

(一)沙眼

沙眼是由微生物沙眼衣原体感染所致的一种慢性传染性结膜角膜疾病,潜伏期为5～12天,双眼发病,儿童少年时期多发。因其在睑结膜表面形成粗糙不平的外观,形似沙砾,故名沙眼。全世界有3亿～6亿人感染沙眼,感染率和严重程度同当地居住条件以及个人卫生习惯密切相关。20世纪50年代以前该病曾在我国广泛流行,是当时致盲的首要病因,20世纪70年代后随着生活水平的提高、卫生常识的普及和医疗条件的改善,其发病率大大降低,但仍然是常见的结膜病之一。

1.病因

沙眼衣原体种内有3个生物变种(或亚种):眼血清型包括A、B、Ba、C四个血清型;生殖血清型包括D、Da、E、F、G、H、I、Ia、J、K十个血清型;性病性淋巴肉芽肿血清型包括L1、L2、L2a、L3四个血清型。在自然条件下,沙眼衣原体仅感染人,地方性致盲沙眼通常由4个眼血清型A、B、Ba和C引起。我国有研究者用微量免疫荧光试验对中国华北沙眼流行地区沙眼衣原体免疫型进行检测,结果表明我国华北地区沙眼流行以 B 型为主,C 型次之。沙眼通过直接接触或污染物间接传播,节肢昆虫也是传播媒介。易感危险因素包括不良的卫生条件、营养不良、酷热或沙尘气候。热带、亚热带区或干旱季节容易传播。

2.临床表现

沙眼一般起病缓慢,临床症状轻重不等,病情因反复感染而加重,感染频次不同致使病程长短不一,或自愈,或持续数月,或延绵数年甚至数十年之久。急性沙眼感染主要发生在学前和低年学龄儿童,但在 20 岁左右时,早期的瘢痕并发症才开始变得明显。成年后的各个时期均可以出现严重的眼睑和角膜合并症。男女的急性沙眼的发生率和严重程度相当,但女性沙眼的严重瘢痕比男性高出 2~3 倍,推测这种差别与母亲和急性感染的儿童密切接触有关。幼儿患沙眼后,症状隐匿,可自行缓解,不留后遗症。成人沙眼为亚急性或急性发病过程,早期即出现并发症。

沙眼患者早期无自觉症状,或仅有轻微异物感,似有灰尘侵入眼内等眼部异物和不适感,表现为滤泡性慢性结膜炎,以后逐渐进展到结膜瘢痕形成。

急性期症状包括畏光、流泪、异物感,较多黏液或黏液脓性分泌物。可出现眼睑红肿,结膜明显充血,乳头增生,上下穹隆部结膜满布滤泡,可合并弥漫性角膜上皮炎及耳前淋巴结肿大。

慢性期无明显不适,仅眼痒、异物感、干燥和烧灼感。结膜充血减轻,结膜污秽肥厚,同时有乳头及滤泡增生,病变以上穹隆及睑板上缘结膜显著,并可出现垂幕状的角膜血管翳。病变过程中,结膜的病变逐渐为结缔组织所取代,形成瘢痕。最早在上睑结膜的睑板下沟处,称为 Arlt 线,渐成网状,以后全部变成白色平滑的瘢痕。角膜缘滤泡发生瘢痕化改变临床上称为 Herbet 小凹。沙眼性角膜血管翳及睑结膜瘢痕为沙眼的特有体征。血管翳是发生在角膜上缘,由球结膜经过角膜上缘伸到角膜表面半月形的一排小血管,血管翳的底是灰色的,充血时则血管翳变厚,显而易见。最严重的可成全血管翳。角膜血管翳是沙眼最重要的一个特异性特征。倒长的睫毛持续地摩擦角膜引起角膜各种形状的不透体如薄翳、斑翳或白斑。

重复感染时,并发细菌感染时,刺激症状可更重,且可出现视力减退。晚期发生睑内翻与倒睫、上睑下垂、睑球粘连、角膜混浊、实质性结膜干燥症、慢性泪囊炎等并发症。症状更明显,可严重影响视力,甚至失明。

3.分期和诊断标准

多数沙眼根据乳头、滤泡、上皮下角膜炎、血管翳(起自角膜缘的纤维血管膜进入透明角膜形成)、角膜缘滤泡、Herbert 小凹等特异性体征,可以作出诊断。由于睑结膜的乳头增生和滤泡形成并非为沙眼所特有,因此早期沙眼的诊断在临床病变尚不完全具备时较困难,有时只能诊断"疑似沙眼",要确诊须辅以实验室检查。WHO 要求诊断沙眼时至少符合下述标准中的 2 条:①上睑结膜 5 个以上滤泡;②典型的睑结膜瘢痕;③角膜缘滤泡或 Herbert 小凹;④广泛的角膜血管翳。

为了统一进行流行病学调查和指导治疗,国际上对沙眼的表征进行了分期。常用 MacCallan 分期法。① I 期:早期沙眼。上睑结膜出现未成熟滤泡,轻微上皮下角膜混浊、弥漫点状角膜炎和上方细小角膜血管翳。② II 期:进行期沙眼。II a 期:滤泡增生为主。角膜混浊、上皮下浸润和明显的上方浅层角膜血管翳。II b 期:乳头增生为主。滤泡坏死、上方表浅角膜血管翳和上皮下浸润,滤泡模糊,瘢痕不明显。这一分期可进一步分为沙眼 II b′期和沙眼 II b″期。沙眼 II b′期表现为滤泡明显,乳头肥大,尤其是在上睑结膜;沙眼 II b″期常合并春季结膜炎的沙眼,乳头增生很盛,形成真正的"增殖"现象,为增生型沙眼。II c 期:合并慢性淋菌性结膜炎。③ III 期:瘢痕前期形成。进行性病变与瘢痕生成共同存在。④ IV 期:非活动性瘢痕期沙眼。结膜表面变为平滑,除了白色瘢痕以外,找不到其他活动性病变。

中华医学会眼科学会制订的沙眼分期和诊断标准:1979 年第二届中华医学会眼科学会制订了统一的沙眼分期和诊断标准,临床沿用至今。

(1)沙眼诊断:①上穹隆部和上睑板结膜血管模糊充血,乳头增生或滤泡形成,或二者兼有。②放大镜或裂隙灯显微镜下检查可见角膜血管翳。③上穹隆部和上睑结膜瘢痕。④结膜刮片有沙眼包涵体。在第一项的基础上,兼有其他3 项中之一者可诊断沙眼。疑似沙眼者:上穹隆部及眦部睑结膜充血,有少量乳头增生或滤泡,并已排除其他结膜炎者。

(2)沙眼分期。① I 期——进行期:即活动期,乳头和滤泡同时并存,上穹隆结膜组织模糊不清,有角膜血管翳。② II 期——退行期:自瘢痕开始出现至大部分为瘢痕,仅残留少许活动性病变为止。③ III 期——完全瘢痕期:活动性病变完全消失,代之以瘢痕,无传染性。

(3)沙眼分级标准:根据活动性病变(乳头和滤泡)占上眼睑结膜总面积的多少分为轻(+)、中(++)、重(+++)三级。占 1/3 面积以下者为轻(+),占

1/3～2/3 者为中（＋＋），占 2/3 面积以上者为重（＋＋＋）。

（4）角膜血管翳分级：将角膜分为四等份，血管翳侵入上 1/4 以内为（＋），1/4～1/2 者为（＋＋），1/2～3/4 者为（＋＋＋），超过 3/4 者为（＋＋＋＋）。

为便于所有卫生工作者（包括基层医院）易于识别沙眼体征及其合并症，仅使用双筒放大镜（×2.5)和足够的照明（日光或者手电筒）即可进行检查，在社区内也可对沙眼的流行状况能够进行简单的调查和评估。近年来，世界卫生组织（WHO）介绍了一种新的简单分期法来评价沙眼严重程度。标准如下。①沙眼性滤泡（TF）：上睑结膜 5 个以上滤泡，滤泡直径≥0.5 mm。②沙眼性剧烈炎症（TI）：弥漫性浸润，上睑结膜明显炎症性增厚，遮掩睑结膜深层血管，乳头增生、血管模糊区＞50％。③沙眼性瘢痕（TS）：典型的睑结膜瘢痕形成。④沙眼性倒睫（TT）：倒睫或睑内翻，至少一根倒睫摩擦眼球。⑤角膜混浊（CO）：角膜混浊，部分瞳孔区角膜变得模糊不清致明显的视力下降（视力＜0.3）。

其中 TF、TI 是活动期沙眼，要给予治疗，TS 是患过沙眼的依据，TT 有潜在致盲危险需行眼睑矫正手术。CO 是终末期沙眼。

4.实验室诊断

包括检测沙眼衣原体除结膜涂片、Giemsa 染色、Lugol 碘染色光镜下查包涵体。用荧光素标记的抗沙眼衣原体单克隆抗体直接染色，荧光显微镜下检查衣原体颗粒已广泛应用，另为酶联免疫吸附法（ELISA）检测衣原体抗原，如 ELISA 诊断试剂盒。微量免疫荧光技术（MIF）用以检测血清、泪液、分泌液中衣原体特异抗体型别及水平，还可监测 IgA、IgM、IgG 用于流行病学调查。

（1）结膜细胞学检查方法：实验室检查沙眼衣原体最传统的方法，沙眼细胞学的典型特点是可检出淋巴细胞、浆细胞和多形核白细胞。结膜刮片后行 Giemsa 染色可显示位于核周围的蓝色或红色细胞质内的包涵体。改良的 Diff-Quik 染色将检测包涵体的时间缩短为几分钟，操作简便，假阳性率高。

（2）衣原体分离培养：诊断衣原体感染的金标准。四种衣原体均可用鸡胚卵黄囊接种分离，分离阳性率为 20％～30％，可用于初代培养但费时较多，较适宜用以恢复衣原体毒力。用细胞培养分离衣原体是目前分离衣原体最常用的方法。沙眼衣原体可在 McCoy、HeLa-229、HL、FL 等传代细胞生长。肺炎衣原体易在 H292、Hep-2、HeLa-229、McCoy、HL 细胞生长。采用 DEAE-葡聚糖、放线菌酮、细胞松弛素 B、胰酶和 EDTA、聚乙二醇等预处理细胞，标本离心接种等方法可提高分离阳性率。沙眼衣原体培养需要放射线照射或细胞稳定剂（如放线菌酮）预处理，通常在生长 48～72 小时后用碘染色单层细胞，或通过特殊的抗衣原体单克隆抗体检测,但技术要求高,广泛应用较难。

(3)分子生物学技术检测衣原体核酸有 DNA 探针核酸杂交法、PCR 法、巢式 PCR 法、连接酶链反应法(LCR)等都有高度敏感和高特异性,近年有快速诊断试剂盒等问世,费用昂贵。

5.鉴别诊断

需和其他滤泡性结膜炎相鉴别。

(1)慢性滤泡性结膜炎:原因不明。常见于儿童及青少年,皆为双侧。下穹隆及下睑结膜见大小均匀,排列整齐的滤泡,无融合倾向。结膜充血并有分泌物,但不肥厚,数年后不留痕迹而自愈,无角膜血管翳。无分泌物和结膜充血等炎症症状者谓之结膜滤泡症。一般不需治疗,只在有自觉症状时才按慢性结膜炎治疗。

(2)春季结膜炎:本病睑结膜增生的乳头大而扁平,上穹隆部无病变,也无角膜血管翳。结膜分泌物涂片中可见大量嗜酸性粒细胞增多。

(3)包涵体性结膜炎:本病与沙眼的主要不同在于:滤泡以下穹隆部和下睑结膜显著,无角膜血管翳。实验室可通过针对不同衣原体抗原的单克隆抗体进行免疫荧光检测来鉴别其抗原血清型,从而与之鉴别。

(4)巨乳头性结膜炎:本病所致的结膜乳头可与沙眼性滤泡相混淆,但有明确的角膜接触镜佩戴史。

6.治疗

包括全身和眼局部药物治疗及对并发症的治疗。

(1)局部抗生素治疗:局部可选用 0.1%利福平眼药水、0.1%酞丁胺眼药水或 0.5%新霉素眼药水及红霉素类、四环素类眼膏,疗程 10~12 周。

目前对感染性沙眼的推荐治疗方法有两种,一种是连续性治疗:1%的四环素眼膏每天 2 次,共 6 周;一种为间断性治疗:每天 2 次,每月连续 5 天,每年至少连续用药 6 个月;或者每天 1 次,每月连续 10 天,每年至少连续用药 6 个月。

(2)全身抗生素治疗:急性期或严重炎症性沙眼的患者应全身应用抗生素治疗,一般疗程为 3~4 周。可口服四环素 1~1.5 g/d,分 4 次服用;或者多西环素 100 mg,2 次/天;或红霉素 1 g/d 分 4 次口服。7 岁以下儿童和孕期妇女忌用四环素,避免产生牙齿和骨骼损害。一些研究显示,成年人一次性口服 1 克阿奇霉素在治疗沙眼衣原体病中是有效的。该药物在组织中的药物浓度可保持 8 天。相对来说,阿奇霉素没有严重的不良反应,可以在 6 个月以上的儿童中使用。但孕期禁用。

为了达到长期消除致盲性沙眼的目的,WHO 建议不同沙眼检出率的治疗原则见表 3-2。

表 3-2　不同沙眼检出率的治疗原则

检出情况	基本治疗	附加治疗
TF:低于 5%	个体局部抗生素治疗	无附加治疗
TF:5%～20%	群体或个体/家庭局部抗生素治疗	对严重患者进行选择性全身抗生素治疗
TF:20%或以上或 TI:5%或以上	群体局部抗生素治疗	对严重患者进行选择性全身抗生素治疗

注:* 群体治疗:患病群体的全部家庭中所有成员都接受治疗。* 家庭治疗:家庭中有一或一个以上成员患有 TF 或 TI,全部家庭成员都接受治疗。

手术矫正倒睫及睑内翻,是防止晚期沙眼致盲的关键措施。

7.预防及预后

沙眼是一种持续时间长的慢性疾病,现在已有 600 万～900 万人因沙眼致盲。相应治疗和改善卫生环境后,沙眼可缓解或症状减轻,避免严重并发症。在流行地区,再度感染常见,需要重复治疗。预防措施和重复治疗应结合进行。WHO 提出了有效控制沙眼的 4 个要素:手术、抗生素、眼部清洁和环境改善(SAFE 战略)。具体内容如下。

(1)手术矫正沙眼倒睫最有效预防沙眼性盲的重要手段。

(2)抗生素治疗显著减少活动性沙眼感染人群。

(3)增加洗面和清洁眼部次数可有效防治沙眼相互传播。

(4)环境的改善,尤其水和卫生条件的改善是预防沙眼长期而艰巨的工作。

(二)包涵体性结膜炎

包涵体性结膜炎是 D～K 型沙眼衣原体引起的一种通过性接触或产道传播的急性或亚急性滤泡性结膜炎。包涵体结膜炎好发于性生活频繁的年轻人,多为双侧。衣原体感染男性尿道和女性子宫颈后,通过性接触或手-眼接触传播到结膜,游泳池可间接传播疾病。新生儿经产道分娩也可能感染。由于表现有所不同,临床上又分为新生儿和成人包涵体性结膜炎。

1.临床表现

(1)成人包涵体性结膜炎:接触病原体后 1～2 周,单眼或双眼发病。表现为轻、中度眼红、刺激和黏脓性分泌物,部分患者可无症状。眼睑肿胀,结膜充血显著,睑结膜和穹隆部结膜滤泡形成,并伴有不同程度的乳头增生,多位于下方。

耳前淋巴结肿大。3～4个月后急性炎症逐渐减轻消退,但结膜肥厚和滤泡持续存在,3～6个月之后方可恢复正常。有时可见周边部角膜上皮或上皮下浸润,或细小表浅的血管翳(<2 mm),无前房炎症反应。成人包涵体性结膜炎可有结膜瘢痕但无角膜瘢痕。从不引起虹膜睫状体炎。可能同时存在其他部位如生殖器、咽部的衣原体感染征象。

(2)新生儿包涵体性结膜炎:潜伏期为出生后5～14天,有胎膜早破时可在出生后第1天即出现体征。感染多为双侧,新生儿开始有水样或少许黏液样分泌物,随着病程进展,分泌物明显增多并呈脓性。结膜炎持续2～3个月后,出现乳白色光泽滤泡,较病毒性结膜炎的滤泡更大。严重病例假膜形成、结膜瘢痕化。大多数新生儿衣原体结膜炎是轻微自限的,但可能有角膜瘢痕和新生血管出现。衣原体还可引起新生儿其他部位的感染威胁其生命,如衣原体性中耳炎、呼吸道感染、肺炎。沙眼衣原体可以与单纯疱疹病毒共感染,除了注意全身感染外,检查时还应注意眼部合并感染的可能性。

2.诊断

根据临床表现诊断不难。实验室检测手段同沙眼。新生儿包涵体性结膜炎上皮细胞的胞质内容易检出嗜碱性包涵体。血清学的检测对眼部感染的诊断无多大价值,但是检测 IgM 抗体水平对于诊断婴幼儿衣原体肺炎有很大帮助。新生儿包涵体性结膜炎需要和沙眼衣原体、淋病奈瑟菌引起的感染鉴别。

3.治疗

衣原体感染可波及呼吸道、胃肠道,因此口服药物很有必要。婴幼儿可口服红霉素[40 mg/(kg·d)]分4次服下,至少用药14天。如果有复发,需要再次全程给药。成人口服四环素(1～1.5 g/d)或多西环素(100 mg,2次/天)或红霉素(1 g/d),治疗3周。局部使用抗生素眼药水及眼膏如15%磺胺醋酸钠、0.1%利福平等。

4.预后及预防

未治疗的包涵体结膜炎持续3～9个月,平均5个月。采用标准方案治疗后病程缩短,复发率较低。

应加强对年轻人的卫生知识特别是性知识的教育。高质量的产前护理包括生殖道衣原体感染的检测和治疗是成功预防新生儿感染的关键。有效的预防药物包括1%硝酸银、0.5%红霉素和2.5%聚维酮碘。其中2.5%的聚维酮碘点眼效果最好、毒性最小。

(三)性病淋巴肉芽肿性结膜炎

性病淋巴肉芽肿性结膜炎是一种由衣原体 L1、L2、L3 免疫型性传播的结膜炎症。常由试验等意外感染所致,亦见于生殖器或淋巴结炎急性感染期经手传播。

起病前多有发热等全身症状。局部淋巴结(耳前淋巴结、颌下淋巴结等)肿大、触痛。眼部典型症状为急性滤泡性结膜炎以及结膜肉芽肿性炎症,睑结膜充血水肿,滤泡形成,伴有上方浅层角膜上皮炎症,偶见基质性角膜炎,晚期累及全角膜,形成致密角膜血管翳。重症者伴有巩膜炎、葡萄膜炎、视神经炎。淋巴管闭塞时,发生眼睑象皮病。

实验室诊断可用 Frei 试验,皮内注射抗原 0.1 mL,48 小时后局部出现丘疹、浸润、水疱甚至坏死。结膜刮片可见细胞内包涵体,并可作衣原体分离。治疗方案参见包涵体性结膜炎。

(四)鹦鹉热性结膜炎

鹦鹉热性结膜炎少见,鸟类是鹦鹉热衣原体的传染源,人类偶然感染。最常见的感染人群是鸟类爱好者、宠物店店主和店员、家禽行业的工人。感染者最早出现肺部症状,表现为干咳和放射线影像肺部呈斑片状阴影,患者还有严重的头痛、咽炎、肌肉痛和脾大。眼部表现为上睑结膜慢性乳头增生浸润、伴上皮角膜炎。结膜上皮细胞内见包涵体,衣原体组织培养阳性,治疗同上。

三、病毒性结膜炎

病毒性结膜炎是一种常见感染,病变程度因个体免疫状况、病毒毒力大小不同而存在差异,通常有自限性。临床上按病程分为急性和慢性两组,以前者多见包括流行性角结膜炎、流行性出血性结膜炎、咽结膜热、单纯疱疹病毒性结膜炎和新城鸡瘟结膜炎等。慢性病毒性结膜炎包括传染性软疣性睑结膜炎、水痘-带状疱疹性睑结膜炎、麻疹性角结膜炎等。

(一)腺病毒性角结膜炎

腺病毒感染性结膜炎症是一种重要的病毒性结膜炎,主要表现为急性滤泡性结膜炎,常合并有角膜病变。本病传染性强,可散在或流行性发病。腺病毒是一种脱氧核糖核酸(DNA)病毒,可分为 31 个血清型。不同型别的腺病毒引起的病毒性结膜炎可有不同的临床表现,同样的临床表现也可由几种不同血清型的腺病毒所引起。腺病毒性角结膜炎主要表现为两大类型,即流行性角结膜炎和咽结膜热。

1.流行性角结膜炎

流行性角结膜炎是一种强传染性的接触性传染病,由腺病毒 8、19、29 和 37 型腺病毒(人腺病毒 D 亚组)引起。潜伏期为 5～7 天。

(1)临床表现:起病急、症状重、双眼发病。主要症状有充血、疼痛、畏光、伴有水样分泌物。疾病早期常一眼先发病,数天后对侧眼也受累,但病情相对较轻。急性期眼睑水肿,结膜充血水肿,48 小时内出现滤泡和结膜下出血,色鲜红,量多时呈暗红色。假膜(有时真膜)形成后能导致扁平瘢痕、睑球粘连。发病数天后,角膜可出现弥散的斑点状上皮损害,并于发病 7～10 天后融合成较大的、粗糙的上皮浸润。2 周后发展为局部的上皮下浸润,并主要散布于中央角膜,角膜敏感性正常。发病 3～4 周后,上皮下浸润加剧,形态大小基本一致,数个至数十个不等。上皮下浸润由迟发性变态反应引起,主要是淋巴细胞在前弹力层和前基质层的浸润,是机体对病毒抗原的免疫反应。这种上皮下浸润可持续数月甚至数年之久,逐渐吸收,极个别情况下,浸润最终形成瘢痕,造成永久性视力损害。结膜炎症最长持续 3～4 周。原发症状消退后,角膜混浊数月后可消失。患者常出现耳前淋巴结肿大和压痛,且于眼部开始受累侧较为明显,是和其他类型结膜炎的重要鉴别点,疾病早期或症状轻者无此表现。需注意儿童睑板腺感染时也可有耳前淋巴结肿大。儿童可有全身症状,如发热、咽痛、中耳炎、腹泻等。

(2)诊断:急性滤泡性结膜炎和炎症晚期出现的角膜上皮下浸润是本病的典型特征,结膜刮片见大量单核细胞,有假膜形成时,中性粒细胞数量增加。病毒培养、PCR 检测、血清学检查可协助病原学诊断。

(3)鉴别诊断。①流行性出血性结膜炎:70 型肠道病毒(偶由 A24 型柯萨奇病毒)感染引起,潜伏期短 18～48 小时(病程短 15～7 天),除具有结膜炎一般性症状和体征外,主要特征为结膜下出血呈片状或点状,从上方球结膜开始向下方球结膜蔓延。少数人发生前葡萄膜炎,部分患者还有发热不适及肌肉痛等全身症状。②慢性滤泡性结膜炎:原因不明。常见于儿童及青少年,皆为双侧。下穹隆及下睑结膜见大小均匀,排列整齐的滤泡,无融合倾向。结膜充血并有分泌物,但不肥厚,数年后不留痕迹而自愈,无角膜血管翳。③急性细菌性结膜炎:又称"急性卡他性结膜炎",临床表现为患眼红、烧灼感,或伴有畏光、流泪。结膜充血,中等量黏脓性分泌物,夜晚睡眠后上下睑睫毛常被分泌物黏合在一起。结膜囊分泌物培养细菌阳性。

(4)治疗:必须采取措施减少感染传播。所有接触感染者的器械必须仔细清洗消毒,告知患者避免接触眼睑和泪液,经常洗手。当出现感染时尽可能避免人群之间的接触。治疗无特殊,局部冷敷和使用血管收缩剂可减轻症状,急性期可使用抗病毒药物抑制病毒复制如干扰素滴眼剂、0.1%碘苷、0.1%利巴韦林、4%吗啉胍等,每小时1次。合并细菌感染时加用抗生素治疗。出现严重的膜或假膜、上皮或上皮下角膜炎引起视力下降时可考虑使用皮质类固醇眼药水,病情控制后应减少皮质类固醇眼水的点眼频度至每天1次或隔天1次。应用中要注意逐渐减药,不要突然停药,以免复发;另外还要注意激素的不良反应。

2.咽结膜热

咽结膜热是由腺病毒3、4和7型引起的一种表现为急性滤泡性结膜炎伴有上呼吸道感染和发热的病毒性结膜炎,传播途径主要是呼吸道分泌物。多见于4～9岁儿童和青少年。常于夏、冬季节在幼儿园、学校中流行。散发病例可见于成人。

(1)临床表现:前驱症状为全身乏力,体温上升至38.3～40 ℃,自觉流泪、眼红和咽痛。患者体征为眼部滤泡性结膜炎、一过性浅层点状角膜炎及上皮下混浊,耳前淋巴结肿大。咽结膜热有时可只表现出1～3个主要体征。病程10天左右,有自限性。

(2)诊断:根据临床表现可以诊断。结膜刮片中见大量单核细胞,培养无细菌生长。

(3)治疗和预防:无特殊治疗。可参考流行性角结膜炎的治疗和预防措施。发病期间勿去公共场所、泳池等,减少传播机会。

(二)流行性出血性角结膜炎

流行性出血性结膜炎是由70型肠道病毒(偶由A24型柯萨奇病毒)引起的一种暴发流行的自限性眼部传染病,又称"阿波罗11号结膜炎"。

1.临床表现

潜伏期短18～48小时(病程短15～7天),常见症状有眼痛、畏光、异物感、流泪、结膜下出血、眼睑水肿等。结膜下出血呈片状或点状,从上方球结膜开始向下方球结膜蔓延。多数患者有滤泡形成,伴有上皮角膜炎和耳前淋巴结肿大。少数人发生前葡萄膜炎,部分患者还有发热不适及肌肉痛等全身症状,印度和日本曾报道个别病例出现类似小儿麻痹样下肢运动障碍。

2.诊断

急性滤泡性结膜炎的症状,同时有显著的结膜下出血,耳前淋巴结肿大等为诊断依据。

3.治疗和预防

无特殊治疗,有自限性,加强个人卫生和医院管理,防止传播是预防的关键。

四、免疫性结膜炎

免疫性结膜炎以前又称变态反应性结膜炎,是结膜对外界变应原的一种超敏性免疫反应。结膜经常暴露在外,易与空气中的致敏原如花粉、尘埃、动物羽毛等接触,也容易遭受细菌或其他微生物的感染(其蛋白质可致敏),药物的使用也可使结膜组织发生变态反应。由体液免疫介导的免疫性结膜炎呈速发型,临床上常见的有花粉症、异位性结膜炎和春季角结膜炎;由细胞介导的则呈慢性过程,常见的有泡性结膜炎。眼部的长期用药又可导致医源性结膜接触性或过敏性结膜炎,有速发型和迟发型两种。还有一种自身免疫性疾病,包括干燥性角结膜炎、结膜类天疱疮、Stevens-Johnson 综合征等。

(一)春季角结膜炎

春季角结膜炎又名春季卡他性结膜炎、季节性结膜炎等。青春期前起病,持续 5～10 年,多为双眼,男孩发病率高于女孩。该病在中东和非洲发病率高,温带地区发病率低,寒冷地区则几乎无病例报道。春夏季节发病率高于秋冬两季。

1.病因

尚不明确,其免疫发病机制是Ⅰ型和Ⅳ型超敏反应。很难找到特殊的致敏原。通常认为和花粉敏感有关。各种微生物的蛋白质成分、动物皮屑和羽毛等也可能致敏。近来,发现春季角结膜炎患者角膜上皮表达细胞黏附分子 ICAM-1。泪液中可分离出特异性的 IgE、IgG,组胺和类胰蛋白酶升高,血清中组胺酶水平下降。因此发病机制和体液免疫(IgG、IgE)及细胞免疫都有关。春季角结膜炎也见于免疫球蛋白 E 综合征的患者。

2.临床表现

临床上把春季性角结膜炎分为睑结膜型、角结膜缘型及混合型 3 种。患者眼部奇痒,黏丝状分泌物,夜间症状加重。可有家族过敏史。

睑结膜型的特点是结膜呈粉红色,上睑结膜巨大乳头呈铺路石样排列。乳头形状不一,扁平外观,包含有毛细血管丛。下睑结膜可出现弥散的小乳头。严重者上睑结膜可有假膜形成。除非进行冷冻、放射治疗(简称放疗)和手术切除乳头等创伤性操作,一般反复发作后结膜乳头可完全消退,不遗留瘢痕。

角结膜缘型更常见于黑色人种。上下睑结膜均出现小乳头。其重要临床表现是在角膜缘有黄褐色或污红色胶样增生,以上方角膜缘明显。

混合型睑结膜和角膜同时出现上述两型检查所见。

各种类型春季角结膜炎均可累及角膜,文献报道角膜受损发生率3%~50%。以睑结膜型更为常,主要是由于肥大细胞及嗜酸性粒细胞释放炎症介质引起。角膜受损最常表现为弥漫性点状上皮角膜炎,甚至形成盾形无菌性上皮损害,多分布于中上1/3角膜称为"春季溃疡"。部分患者急性期可在角膜缘见到白色Horner-Trantas结节。结膜分泌物涂片和Trantas结节活检行吉姆萨染色,可见大量嗜酸性粒细胞和嗜酸性颗粒。角膜上方可有微小血管翳,极少全周角膜血管化。该病和圆锥角膜可能有一定关系。

3.诊断

根据男性青年好发,季节性反复发作,奇痒;上睑结膜乳头增生呈扁平的铺路石样或角膜缘部胶样结节;显微镜下结膜刮片每高倍视野出现超过2个嗜酸性粒细胞,即可作出诊断。

4.治疗

春季结膜炎是一种自限性疾病,短期用药可减轻症状,长期用药则对眼部组织有损害作用。治疗方法的选择需取决于患者的症状和眼表病变严重程度。物理治疗包括冰敷,以及在有空调房间可使患者感觉舒适。患者治疗效果不佳时,可考虑移居寒冷地区。

局部使用糖皮质激素具有抑制肥大细胞介质的释放,阻断炎症细胞的趋化,减少结膜中肥大细胞及嗜酸性粒细胞的数量,抑制磷脂酶A2,从而阻止花生四烯酸及其代谢产物的产生等多种功能。对迟发性超敏反应亦有良好的抑制作用。急性期患者可采用激素间歇疗法,先局部频繁(如每2小时1次)应用激素5~7天,后迅速减量。顽固的睑结膜型春季角结膜炎病例可在睑板上方注射0.5~1.0 mL短效激素如地塞米松磷酸钠(4 mg/mL)或长效激素如曲安西龙奈德(40 mg/mL)。但要注意长期使用会产生青光眼、白内障等严重并发症。

非甾体抗炎药是环氧化酶的抑制剂,它可以抑制前列腺素的产生及嗜酸性粒细胞的趋化等,在过敏性疾病发作的急性阶段及间歇阶段均可使用,对缓解眼痒、结膜充血、流泪等眼部症状及体征均显示出一定的治疗效果。

肥大细胞稳定剂通过抑制细胞膜钙通道发挥作用。它可以阻止因抗原与肥大细胞膜上IgE交联而引起的炎症介质的释放。常用的有色甘酸二钠及奈多罗米等。最好在接触变应原之前使用,对于已经发作的患者治疗效果较差。目前多主张在春季角结膜炎易发季节每天滴用细胞膜稳定剂色甘酸钠或新一代药物萘多罗米钠肥大细胞稳定剂 4～5 次,预防病情发作或维持治疗效果,待炎症发作时才短时间使用激素进行冲击治疗。

抗组胺药(富马酸依美斯汀)可拮抗已经释放的炎症介质的生物学活性,减轻患者症状,与肥大细胞稳定剂联合使用治疗效果较好,可减轻眼部不适症状。

经过一系列药物治疗(抗组胺药、血管收缩剂)仍有强烈畏光以至于无法正常生活的顽固病例,局部应用 2‰ 的环孢素 A 可以很快控制局部炎症及减少激素的使用量。但是在停药后 2～4 个月后炎症往往复发。0.05‰ FK506 可以抑制 IL-2 基因转录及 IgE 合成信号传递通路,对顽固性春季结膜炎有良好的治疗效果。

人工泪液可以稀释肥大细胞释放的炎症介质,同时可改善因角膜上皮点状缺损引起的眼部异物感,但需使用不含防腐剂的剂型。对花粉和其他变应原进行脱敏治疗效果尚不肯定。春季结膜炎伴发的葡萄球菌睑缘炎和结膜炎要给予相应治疗。

(二)过敏性结膜炎

过敏性结膜炎是由于眼部组织对变应原产生超敏反应所引起的炎症。本节专指那些由于接触药物或其他抗原而过敏的结膜炎。有速发型和迟发型两种。引起速发型的致敏原有花粉、角膜接触镜及其清洗液等;药物一般引起迟发型,如睫状肌麻痹药阿托品和后马托品,氨基糖苷类抗生素,抗病毒药物碘苷和三氟胸腺嘧啶核苷,防腐剂硫柳汞和乙二胺四醋酸及缩瞳剂等。

1.临床表现

接触致敏物质数分钟后迅速发生的为 I 型超敏反应,眼部瘙痒、眼睑水肿和肿胀、结膜充血及水肿。极少数的患者可表现为系统性过敏症状。在滴入局部药物后 24～72 小时才发生的为迟发 IV 型超敏反应。表现为眼睑皮肤急性湿疹、皮革样变。睑结膜乳头增生、滤泡形成,严重者可引起结膜上皮剥脱。下方角膜可见斑点样上皮糜烂。慢性接触性睑结膜炎的后遗症包括色素沉着、皮肤瘢痕、下睑外翻。

2.诊断

根据有较明显变应原接触史,脱离接触后症状迅速消退;结膜囊分泌物涂片发现嗜酸性粒细胞增多等可以诊断。

3.治疗

查找变应原,I 型超敏反应经避免接触变应原或停药即可得到缓解。局部点皮质类固醇眼药水(如0.1‰地塞米松)、血管收缩剂(0.1‰肾上腺素或 1‰麻黄碱),伴有睑皮肤红肿、丘疹者,可用 2%～3%硼酸水湿敷。近年来,研制的几种新型药物如非甾体抗炎药 0.5%酮咯酸氨丁三醇、抗组胺药 0.05%富马酸依美斯汀以及细胞膜稳定剂萘多罗米钠点眼,可明显减轻症状。严重者可加用全身抗过敏药物,如氯苯那敏、阿司咪唑、抗组胺药或激素等。

(三)季节性过敏性结膜炎

季节性过敏性结膜炎又名枯草热性结膜炎,是眼部过敏性疾病最常见的类型,其致敏原主要为植物的花粉。

1.临床表现

该病主要特征是季节性发作(通常在春季);通常双眼发病,起病迅速,在接触致敏原时发作,脱离致敏原后症状很快缓解或消失。最常见的症状为眼痒,几乎所有的患者均可出现,轻重程度不一。也可有异物感、烧灼感、流泪、畏光及黏液性分泌物等表现,高温环境下症状加重。

主要体征为结膜充血及非特异性睑结膜乳头增生,有时合并有结膜水肿或眼睑水肿,小孩更易出现。很少影响角膜,偶有轻微的点状上皮性角膜炎的表现。

许多患者有过敏性鼻炎及支气管哮喘病史。

2.治疗

(1)一般治疗:包括脱离变应原,眼睑冷敷,生理盐水冲洗结膜囊等手段。

(2)药物治疗:常用的有抗组胺药、肥大细胞稳定剂、非甾体抗炎药及血管收缩剂,对于病情严重,使用其他药物治疗无效的患者可以考虑短期使用糖皮质激素。多采用局部用药,对于合并有眼外症状者可以全身使用有抗组胺药、非甾体抗炎药及糖皮质激素。

3.脱敏治疗

如果致敏原已经明确,可以考虑使用脱敏治疗。对于因植物花粉及杂草引起的过敏性结膜炎其效果相对较佳。但对于许多其他原因引起的过敏性结膜炎患者,其治疗效果往往并不理想。

4.预后

预后良好,多无视力损害,很少出现并发症。

(四)常年性过敏性结膜炎

常年性过敏性结膜炎远比季节性过敏性结膜炎少见。致敏原通常为房屋粉尘、虫螨、动物的皮毛、棉麻及羽毛等。

1.临床表现

临床表现与季节性过敏性结膜炎相似。由于抗原常年均有,故其症状持续存在,一些患者有季节性加重现象。眼部症状通常比季节性结膜炎轻微。

检查时常发现结膜充血、乳头性结膜炎合并少许滤泡、一过性眼睑水肿等。一些患者可能没有明显的阳性体征。

2.治疗

治疗手段基本同季节性过敏性结膜炎。

由于致敏原常年存在,因此通常需要长期用药。常用的药物为抗组胺药物及肥大细胞稳定剂,糖皮质激素仅在炎症恶化其他治疗无效时才使用,且不宜长期使用。

脱敏治疗效果往往很不理想,故很少采用。

3.预后

预后良好,多无视力损害,很少出现并发症。

(五)巨乳头性结膜炎

巨乳头性结膜炎发生与抗原沉积及微创伤有密切的关系,为机械性刺激与超敏反应共同作用的结果。

1.临床表现

该病多见于戴角膜接触镜(尤其是佩戴材料低劣的软性角膜接触镜者)或义眼,以及有角膜手术病史(未埋线)或视网膜脱离手术史(填充物暴露)的患者。患者常首先表现为接触镜不耐受及眼痒,也可出现视蒙(因接触镜沉积物所致),异物感及分泌物等。

检查最先表现为上睑结膜轻度的乳头增生,之后被大的乳头(>0.3 mm)替代,最终变为巨乳头(>1 mm)。

巨乳头结膜炎很少累及角膜,少数患者可以出现浅点状角膜病变及 Trantas 斑。

2.治疗

(1)一般治疗:更换接触镜,选择高透气性的接触镜或小直径的硬性接触镜,缩短接触镜佩戴时间;加强接触镜的护理,避免使用含有防腐剂及汞等具有潜在抗原活性的护理液;炎症恶化期间,最好停戴接触镜。义眼必须每天用肥皂清洗,在清水中浸泡,置于干燥的地方备用。对有缝线及硅胶摩擦者,如情况许可应加以拆除。

(2)药物治疗:常用的药物有肥大细胞稳定剂、糖皮质激素及非甾体抗炎药。糖皮质激素应尽量避免使用,但对于佩戴义眼患者可以放宽使用范围。

3.预后

尽管治疗过程中症状及体征消退缓慢,但一般预后良好,很少出现视力受损。

(六)泡性结膜炎

泡性角结膜炎是由微生物蛋白质引起的迟发型免疫反应性疾病。常见致病微生物包括结核分枝杆菌、金黄色葡萄球菌、白色念珠菌、球孢子菌属,以及 L1、L2、L3 血清型沙眼衣原体等。

1.临床表现

多见于女性、青少年及儿童。有轻微的异物感,如果累及角膜则症状加重。泡性结膜炎初起为实性,隆起的红色小病灶(1~3 mm)周围有充血区。角膜缘处三角形病灶,尖端指向角膜,顶端易溃烂形成溃疡,多在 10~12 天内愈合,不留瘢痕。病变发生在角膜缘时,有单发或多发的灰白色小结节,结节较泡性结膜炎者为小,病变处局部充血,病变愈合后可留有浅淡的瘢痕,使角膜缘齿状参差不齐。初次泡性结膜炎症状消退后,遇有活动性睑缘炎、急性细菌性结膜炎和挑食等诱发因素可复发。反复发作后疱疹可向中央进犯,新生血管也随之长入,称为束状角膜炎,痊愈后遗留一带状薄翳,血管则逐渐萎缩。极少数患者疱疹可以发生于角膜或睑结膜。

2.诊断

根据典型的角膜缘或球结膜处实性结节样小泡,其周围充血等症状可正确诊断。

3.治疗

治疗诱发此病的潜在性疾病。局部类固醇皮质激素眼药水点眼如 0.1% 地塞米松眼药水,结核菌体蛋白引起的泡性结膜炎对激素治疗敏感,使用激素后24 小时内主要症状减轻,继用24 小时病灶消失。伴有相邻组织的细菌感染要给予抗生素治疗。补充各种维生素,并注意营养,增强体质。对于反复束状角膜炎引起角膜瘢痕导致视力严重下降的患者可以考虑行角膜移植进行治疗。

(七)特应性角结膜炎

特应性角结膜炎好发于有特应性皮炎病史的患者,在发生Ⅰ型速发超敏反应同时还伴有细胞介导的免疫抑制。因此患者容易合并单纯疱疹病毒或金黄色葡萄球菌感染。

1.临床表现

该病患者通常终年患病,好发于老年人。睑结膜中等大小的乳头,伴有上皮下纤维化,晚期形成结膜瘢痕,有时会发展成睑球粘连。慢性上皮病变损害角膜缘干细胞后,形成广泛的角膜新生血管。部分患者伴有晶状体后囊混浊。

2.治疗

避免接触变应原。药物治疗同春季角结膜炎相似。合并病毒或细菌感染时给予相应治疗。极少数患者局部的药物治疗通常不能有效控制病情,需局部使用免疫抑制剂(如环孢素 A)。

(八)自身免疫性结膜炎

自身免疫性结膜炎可引起眼表上皮损害、泪膜稳定性下降,导致眼表泪液疾病的发生,严重影响视力。主要有 Sjögren 综合征、结膜类天疱疮、Stevens-Johnson 综合征等疾病。

1.Sjögren 综合征

Sjögren 综合征(Sjögren's syndrome,SS)是一种累及全身多系统的疾病,该综合征包括干眼症、口干、结缔组织损害(关节炎)。三个症状中两个存在即可诊断。绝经期妇女多发。泪腺有淋巴细胞和浆细胞浸润,造成泪腺增生,结构功能破坏。

(1)临床表现:SS 导致干眼症状。睑裂区结膜充血、刺激感,有轻度结膜炎症和黏丝状分泌物,角膜上皮点状缺损,多见于下方角膜,丝状角膜炎也不少见,疼痛有朝轻暮重的特点。泪膜消失,泪液分泌试验异常,结膜和角膜虎红染色及丽丝胺绿染色阳性有助于临床诊断。

(2)诊断:唾液腺组织活检有淋巴细胞和浆细胞浸润,结合临床症状可确诊。

(3)治疗:主要为对症治疗,缓解症状,治疗措施要有针对性。可采用人工泪液,封闭泪点,湿房镜等措施。

2.瘢痕性类天疱疮

瘢痕性类天疱疮病因未明,治疗效果不佳的一种非特异性慢性结膜炎,伴有口腔、鼻腔、瓣膜和皮肤的病灶。女性患者严重程度高于男性。部分有自行减轻的趋势。

(1)临床表现:常表现为反复发作的中度、非特异性的结膜炎,偶尔出现黏液脓性的改变。特点为结膜病变形成瘢痕,造成睑球粘连,特别是下睑,以及睑内翻、倒睫等。根据病情严重程度可分为Ⅰ期结膜下纤维化,Ⅱ期穹隆部缩窄,Ⅲ期睑球粘连,Ⅳ期广泛的睑球粘连而导致眼球运动障碍。

结膜炎症的反复发作可以损伤杯状细胞,结膜瘢痕阻塞泪腺导管的分泌。泪液中水样液和黏蛋白的缺乏最终导致干眼。合并睑内翻和倒睫时,出现角膜损伤,角膜血管化、瘢痕加重、溃疡、眼表上皮鳞状化生。

(2)诊断:根据临床表现,结膜活检有嗜酸性粒细胞,基底膜有免疫荧光阳性物质(IgG、IgM、IgA)等可诊断。在某些类天疱疮患者的血清中可以检测到抗基底膜循环抗体。

(3)治疗:治疗应在瘢痕形成前就开始,减少组织受损程度。口服氨苯砜和免疫抑制剂环磷酰胺等对部分患者有效。近年有研究认为静脉注射免疫球蛋白可以治疗包括类天疱疮在内的自身免疫性疾病。病程长者多因角膜干燥,完全性睑球粘连等严重并发症失明,可酌情行眼表重建手术。

3.Stevens-Johnson 综合征

Stevens-Johnson 综合征发病与免疫复合物沉积在真皮和结膜实质中有关。部分药物如氨苯磺胺、抗惊厥药、水杨酸盐、青霉素、氨苄西林和异烟肼;或单纯疱疹病毒、金黄色葡萄球菌、腺病毒感染可诱发此病。

(1)临床表现:该病的特征是黏膜溃疡形成和皮肤的多形性红斑,该病好发于年轻人,35 岁以后很少发病。患者主诉有眼疼刺激,分泌物和畏光等。双眼结膜受累。最初表现为黏液脓性结膜炎和浅层角膜炎,晚期瘢痕形成导致结膜皱缩,倒睫和泪液缺乏。继发角膜血管瘢痕化后影响视力。

(2)治疗:全身使用激素可延缓病情进展,局部激素使用对眼部损害治疗无效,还可能致角膜溶解、穿孔。结膜炎分泌物清除后给予人工泪液可减轻不适症状。出现倒睫和睑内翻要手术矫正。

五、药物性结膜炎

长期滴用缩瞳剂、抗生素(如庆大霉素、新霉素等)以及含有刺激性防腐剂的其他滴眼液均可导致药物性结膜炎。

(一)临床表现

(1)眼痒,流泪。可有少量分泌物。

(2)结膜充血,有滤泡。

(3)氨基糖苷类抗生素、抗病毒成分及防腐剂的滴眼液,可引起下睑结膜的乳头反应。

(4)滴用阿托品、缩瞳剂、肾上腺素制剂、抗生素和抗病毒药物时,可出现滤泡反应。

(5)可伴有浅层点状角膜炎。

（二）诊断

根据眼部长期用药史和结膜的改变，可以诊断。

（三）鉴别诊断

沙眼：沙眼睑结膜乳头大小不一，结膜滤泡和角膜血管翳。而药物性结膜炎在停止用药数周后，症状和体征可消退。

（四）治疗

停止用药。

第二节　结　膜　变　性

一、翼状胬肉

翼状胬肉是一种慢性炎症性病变，因形状似昆虫翅膀而得名，俗称"攀睛"或"胬肉攀睛"。多在睑裂斑的基础上发展而成。近地球赤道部和户外工作的人群（如渔民、农民）发病率较高，地理纬度与翼状胬肉有较大的关系，Cameron（1965 年）发现翼状胬肉发病最高的地区为纬度 $30°\sim35°$。具体病因不明，可能与紫外线照射、烟尘等有一定关系。局部角膜缘干细胞受损，失去屏障作用可能也是发病基础。近年用免疫荧光法发现翼状胬肉组织内存在 IgE、IgG，而 IgE 的存在可能与Ⅰ型变态反应有关，组织学检查在翼状胬肉基质中有浆细胞和淋巴细胞浸润。也有人认为是结膜组织的增殖变性弹力纤维发育异常而产生的弹力纤维变性所致。

（一）临床表现

多双眼发病，以鼻侧多见。一般无明显自觉症状，或仅有轻度异物感，当病变接近角膜瞳孔区时，因引起角膜散光或直接遮挡瞳孔区而引起视力下降。睑裂区肥厚的球结膜及其下纤维血管组织呈三角形向角膜侵入，当胬肉较大时，可妨碍眼球运动。

按其发展与否，可分为进行性和静止性两型。进行性翼状胬肉头部隆起、其前端有浸润，有时见色素性铁线（Stocker 线），体部充血、肥厚，向角膜内逐渐生长。静止性翼状胬肉头部平坦，体部菲薄，静止不发展。

（二）诊断与鉴别诊断

检查见睑裂区呈翼状的纤维血管组织侵入角膜即可诊断。需与睑裂斑和假性胬肉相鉴别。睑裂斑通常不充血，形态与胬肉不同，底部方向相反，且不向角膜方向发展。假性胬肉通常有角膜溃疡或创伤病史，与附近结膜组织粘连，可在任何方位形成。

（三）治疗

减少外界环境的刺激因素对于预防翼状胬肉的发生有一定作用，毕竟日光中的紫外线与翼状胬肉的发生有密切关系，流行病学发现，在长期佩戴眼镜的人群中，翼状胬肉的发生率较低，因此，佩戴防护镜应该是预防翼状胬肉发生的简便易行的方法。胬肉小而静止时一般不需治疗，但应尽可能减少风沙、阳光等刺激。胬肉进行性发展，侵及瞳孔区，可以进行手术治疗，但有一定的复发率。手术方式有单纯胬肉切除或结膜瓣转移术，胬肉切除＋球结膜瓣转移、移植或羊膜移植术。联合角膜缘干细胞移植、自体结膜移植、β射线照射、局部使用丝裂霉素等，可以减少胬肉复发率。近期研制出的 TGF-β 抑制剂可以通过抑制细胞增殖、胶原合成及炎症细胞浸润来控制翼状胬肉的发展。

二、睑裂斑

睑裂斑为睑裂区角巩膜缘连接处水平性的、三角形或椭圆形、隆起的、灰黄色的球结膜结节。鼻侧发生多且早于颞侧，多为双侧性。外观常像脂类渗透至上皮下组织，内含黄色透明弹性组织。一般是由于紫外线（电焊等）或光化学性暴露引起。目前眼睑闭合对睑裂区球结膜造成的重复性损伤也被认为是一个致病因素。

（一）临床表现

睑裂部接近角膜缘处的球结膜出现三角形隆起的斑块，三角形基底朝向角膜。睑裂斑通常是无症状，至多是美容的问题。偶尔睑裂斑可能会充血、表面变粗糙，发生睑裂斑炎。

（二）治疗

一般无须治疗。发生睑裂斑炎给予作用较弱的激素或非甾体消炎药局部点眼即可。严重影响外观、反复慢性炎症或干扰角膜接触镜的成功佩戴时可考虑予以切除。

三、结膜结石

结膜结石是在睑结膜表面出现的黄白色凝结物,常见于慢性结膜炎患者和老年人。组织病理学检查显示结膜结石为充满上皮和角质素残留的上皮性包涵性囊肿,并非真正的"结石"。

(一)临床表现

(1)结膜上皮深层或表面白色细小硬结,单个或数个。

(2)如结石突出结膜表面时可磨损结膜或角膜上皮,从而引起异物感,角膜荧光素染色呈阳性。

(3)上睑结膜的结石多于下睑结膜。

(二)诊断

根据睑结膜表面白色坚硬小结节,可以诊断。

(三)鉴别诊断

睑结膜异物:不呈坚硬的小结节,可以拭去,在裂隙灯下检查易与结膜结石鉴别。

(四)治疗

(1)患者一般无自觉症状,无须治疗。

(2)突出结膜面结石,可在表面麻醉下用异物针或针头剔除。

第三节 眼 干 燥 症

眼干燥症又称干眼病,是指任何原因引起的泪液质量或动力学异常导致的泪膜不稳定,引起眼部不适和眼表组织炎症的一类眼病。根据其病因可分为4类。①水样液缺乏性眼干燥症:主要由泪腺功能低下所致。②黏蛋白缺乏性眼干燥症:如 Stevens-Johnson 综合征、眼类天疱疮、沙眼和化学伤所致的眼干燥症。③脂质缺乏性眼干燥症:主要由于睑板腺功能障碍引起。④泪液动力学异常所致眼干燥症:如眼睑缺损、睑内外翻等导致瞬目不全时。临床上这4类眼干燥症可并存。干燥综合征(Sjogren's syndrome)属于泪液生成不足的眼干燥症,是一种慢性自身免疫性疾病,分为原发性和继发性,以泪腺中大量淋巴细胞浸润、泪腺分泌功能被破坏为特征;继发性伴随系统性结缔组织病,如类风湿关节炎、红斑狼疮等。

一、临床表现

(1)自觉症状比体征明显。有干涩感、异物感、烧灼感、眼痒、畏光、眼红、视物模糊等症状。对烟雾、风、热、湿度低或长时间用眼敏感。单眼或双眼发病。

(2)下睑缘泪条缺乏。正常时泪条宽度至少 1 mm。

(3)泪膜破裂时间缩短，<10 秒。

(4)Schirmer 试验，结果<10 mm/5 min。

(5)荧光素或虎红染色为角膜和结膜点状着染，通常位于睑裂部位。

(6)结膜囊和角膜前泪膜中有较多黏液或分泌物碎屑，角膜有丝状物附着。

二、诊断

根据病史、临床表现可以诊断。

三、鉴别诊断

(一)睑缘炎

睑缘结痂、增厚。常与眼干燥症同时发生。

(二)暴露性角膜炎

继发于面神经麻痹、外伤、化学伤、热灼伤、先天异常等情况。

四、治疗

(1)滴用人工泪液。根据干眼轻重程度调整滴药次数。

(2)睡眠时加涂眼膏。

(3)胶原塞或硅胶塞阻塞泪点或者泪道。

(4)应用促进泪液分泌药物，如口服溴已新。

(5)重症干眼症可以考虑手术，唇腺或者颌下腺移植术。

(6)滴用低浓度(0.05％～0.1％)环孢素 A 滴眼液，每天 2 次。或者激素、非甾体抗炎药物。

视网膜疾病

第一节　视网膜血管炎

视网膜血管炎是一种包括动脉和静脉的眼内血管炎症,可由多种原因引起,由于病因与发病机制的复杂性,至今没有明确的定义。视网膜血管炎可由全身或眼局部的病变引起,包括以下几项。①感染性:如病毒、细菌、真菌、弓形体感染或免疫复合物侵犯血管壁,如视网膜静脉周围炎、颞动脉炎、急性视网膜坏死等。②全身性疾病:如系统性红斑狼疮、全身病毒感染、结核、梅毒、免疫缺陷性疾病、白塞病等。③眼局部的炎症:中间葡萄膜炎、鸟枪弹样脉络膜视网膜病变、霜样树枝样视网膜血管炎、节段状视网膜动脉周围炎等。以上这些病因均可产生异常的视网膜血管反应,使血管壁的屏障功能被破坏,导致视网膜血管渗漏和组织水肿、出血、血管闭塞、新生血管膜形成等。由于视网膜血管炎病种较多,现仅分述以下几种视网膜血管炎。

一、视网膜静脉周围炎

视网膜静脉周围炎是由 Eales 于 1882 年首先报道,该病常发生于健康青年男性,以视网膜静脉炎症改变为特征,并有反复玻璃体积血,故又称为 Eales 病。后来研究者发现,这种炎症不但累及视网膜静脉,视网膜动脉也可累及。该病严重影响视力,是青年致盲的原因之一。

(一)病因与发病机制

视网膜静脉周围炎的病因与发病机制至今不明,许多学者提出与结核感染有关,但结核杆菌直接引起该病的可能性较小。Das 提出 Eales 病的发病机制是对视网膜自身抗原的免疫反应。在 Eales 病患者的玻璃体中发现血管内皮生长因子(VEGF)含量明显升高,提示它们可能参与了眼内新生血管增生反应,视网膜缺血缺氧可能是 VEGF 释放增多的直接原因。还有一些报道认为与神经系统疾病、多发性硬化等因素有关。

(二)临床表现

双眼可同时发病或先后发病,大多在 1 年之内,双眼严重程度可不一致。

1.症状

早期病变只是在周边部,患者常无自觉症状。当周边部的小血管有病变但出血量不多者,患者仅有飞蚊症现象,视力正常或轻度下降,常不被患者注意。当病变侵及较大静脉,出血量增多而突破内界膜进入玻璃体时,患者感觉视力突然下降至眼前指数、手动,甚至仅有光感。如黄斑未受损害,玻璃体积血吸收后,视力可恢复正常。临床上经常看到大多数患者直到视力出现突然下降时才来就诊。

2.体征

(1)眼球前段:大多无异常,在有些患者会出现虹膜红变和房角新生血管,引起青光眼。

(2)视网膜血管改变:早期视网膜静脉的改变常见于周边部眼底的小静脉扩张,扭曲呈螺旋状,最初仅见某一支或几支周边部小静脉受累。受累的静脉周围视网膜水肿,附近有火焰状或片状出血。病情继续发展可逐渐累及整个周边部小静脉,并波及后极部及大静脉。一些静脉可变狭窄,周边部或一个象限小血管可逐渐闭塞,可见到血管呈白线状,荧光素眼底血管造影(FFA)显示大片无灌注区。也有一开始就有大静脉受累。静脉周围可有白色渗出鞘,大静脉局部扩张扭曲和小静脉扭曲、异常吻合。

(3)视网膜渗出:当视盘附近静脉被波及时,可引起视盘水肿。静脉血管渗漏可形成血管白鞘。严重病例可有黄斑水肿甚至囊样水肿,黄斑区有时可见星芒状渗出。渗出明显的病例,在视网膜下形成大量黄白色渗出物,类似外层渗出性视网膜病变。

(4)玻璃体积血:较严重病例病变波及后极部,可在视盘上方形成新生血管膜,新生血管容易破裂出血,进入玻璃体。如有大量出血进入玻璃体内,眼底将无法窥见。裂隙灯显微镜检查,看到前部玻璃体内暗红色血性混浊,可看到大量血细胞漂浮。开始1~2次的玻璃体积血较容易吸收,一般经过4~8周可大部分吸收或沉积于玻璃体下方,后极部眼底可见。本病的特点是易复发,反复性玻璃体积血,积血越来越不易吸收。

(5)并发症:反复的玻璃体积血可使视网膜机化膜形成,在与视网膜的粘连处收缩牵拉视网膜,导致视网膜裂孔和视网膜脱离。黄斑受累的表现多为黄斑水肿、渗出、黄斑前膜形成。晚期病例可产生虹膜红变,继发性青光眼和并发性白内障等。

3.辅助检查

(1)FFA:在视网膜静脉周围炎的诊断中,FFA 起到至关重要的作用。当患者视力还是 1.5 的时候,后极部视网膜血管及黄斑区可看不到任何异常,但在周边部或周边部的某一个象限可能已出现了小静脉的扭曲,荧光素渗漏,甚至已出现大片血管闭塞区。如果波及大静脉可在后极部或中周部发现某支静脉或某个象限静脉扩张,荧光素渗漏,甚至大片血管闭塞区和出现新生血管膜,说明病情已久。新生血管膜荧光素渗漏可表现棉花团样强荧光,较晚期病例新生血管膜可演变为纤维增生膜。出血不太多的病例,在 FFA 中可看到玻璃体内片状漂浮物呈弱荧光,可遮蔽不同的视网膜部位但很快飘过。玻璃体积血由于重力的原因往往沉积在下方,呈遮蔽荧光,在造影过程中可始终遮蔽局部的视网膜结构,所以下方玻璃体积血吸收后要再次进行 FFA 检查,若发现血管闭塞应及时视网膜光凝治疗。造影要求进行双眼检查,并注意周边部,尽早发现另一只眼的早期病变,以免延误治疗。

(2)B 型超声波检查:适用于玻璃体大量积血的患者。因很多眼底疾病可以引起玻璃体积血,为排除裂孔性因素引起的玻璃体积血,应每周做一次 B 型超声波检查,发现有视网膜脱离图形,要立即手术治疗。

(3)光学相干断层成像(OCT)检查:大量的血管渗漏可引起黄斑水肿,增生膜的形成,OCT 可协助了解黄斑区的病变。

(三)诊断和鉴别诊断

1.诊断

青壮年反复的玻璃体积血,主诉眼前黑影飘动或仅有飞蚊症。眼底检查,周边部无论是见到 1 支或数支静脉小分支血管扭曲,部分血管有白鞘,附近有小片状出血或渗出,即可作为本病的诊断依据。FFA 可明确诊断。

2.鉴别诊断

因静脉周围炎是一种以视网膜血管病变为主的临床疾病,容易和其他视网膜血管疾病相混淆,需要进行鉴别诊断。

(1)外层渗出性视网膜病变(又名 Coats 病):本病是以毛细血管异常扩张,视网膜内、下大量黄白色渗出,血管异常,小动脉可呈球形瘤样扩张、呈梭形或串珠状,动静脉均可受累。可有血管闭塞及继发性视网膜脱离,早期病变多见于周边部。静脉周围炎的早期病变也发生在周边部,病程晚期视网膜也可出现大量渗出,视网膜血管闭塞和微血管瘤形成。但静脉周围炎没有像 Coats 病那样的异常毛细血管扩张,发病年龄没有 Coats 病早,病程较短,玻璃体可反复出血。Coats 病多单眼发病,静脉周围炎多双眼先后发病。根据病史及眼底表现不难鉴别。

(2)急性视网膜坏死:初发视网膜坏死病灶也多见于视网膜周边部,动静脉均有闭塞。但视网膜坏死较早出现黄白色点团状渗出病灶,如未及时治疗很快发展到中后大动脉闭塞和出血,伴玻璃体炎症和视网膜坏死穿孔。FFA 检查,血管闭塞区更加清晰,周边部动静脉血管均有闭塞,并可看到血管闭塞的影子。但患者没有反复玻璃体积血的病史,抗病毒治疗效果较好。

(3)视网膜中央静脉阻塞:以视盘为中心至视网膜周边部可见广泛性火焰状、放射状出血,中央静脉迂曲、扩张,FFA 检查与视网膜静脉周围炎明显不同。

(4)视网膜分支静脉阻塞:也应与本病相鉴别。视网膜静脉阻塞患者可有高血压病史,发病年龄较大,FFA 除阻塞的静脉所属血管有闭塞区或血管变形、通透性增加外,余象限血管大致正常。

(5)糖尿病视网膜病变:部分病例视网膜也可出现大量渗出,血管扩张、微血管瘤及血管异常,血管闭塞,但多双眼发病,实验室检查可明确诊断。

还要排除各种类型的葡萄膜炎及其他全身性疾病引起的眼底血管病变等。

(四)治疗

对于病变发展的不同阶段采用不同的治疗方法,主要治疗措施为药物、激光、玻璃体视网膜手术。

1.药物治疗

在刚出现玻璃体积血的病例,要注意休息,半卧位,让积血沉到下方,不会遮住黄斑而影响视力。

(1)止血及活血化瘀药物:中西药物结合治疗,少量玻璃体积血,可完全吸收。

(2)肾上腺糖皮质激素:可抑制炎症反应和减轻黄斑水肿,激素的用量要根据患者的临床反应、病情的变化适当调整。泼尼松 30～60 mg,每天 1 次,病情好转后渐减量,维持数月,以防复发。

(3)抗结核药物:如发现全身有活动性结核病灶,应抗结核治疗。未发现身体其他部位结核病变者,其在 Eales 病治疗中所起的作用仍存在争议。

2.激光治疗

适应视网膜血管无灌注及新生血管形成,其原理是减少视网膜耗氧量,从而减少新生血管生长因子的形成,并封闭视网膜微血管异常渗漏。视网膜光凝可以阻止玻璃体积血等并发症的出现,并能加速视网膜出血及黄斑水肿的吸收。激光治疗后仍应定期复查,一些患者病情仍会发展,血管闭塞区可继续扩大,新生血管可继续产生。激光治疗后1个月应复查FFA,不但是判断病情是否发展,而且是检验光凝治疗效果的重要手段,如发现新的血管闭塞区或新生血管可再次行激光治疗。

3.玻璃体手术

大量玻璃体积血观察1个月不吸收,就要及时做玻璃体手术,清除玻璃体积血,同时也清除玻璃体内炎性因子、分解产物和渗出物,减轻对视网膜的刺激,从而阻止病情的发展。术中对增生膜要尽量剥除,解除对视网膜的牵拉,防止发生视网膜脱离;对血管闭塞区要进行眼内视网膜光凝,以防再增生和出血。

(五)治疗效果

Eales 病的自然病程 3～5 年,有的甚至更长。70%～80%的患者发展成双眼受累,但双眼同时失明较少。视力预后与病情严重程度和是否治疗及时有关,及时做眼底激光光凝封闭视网膜缺血区和做玻璃体手术清除玻璃体积血和增生膜,可保持或恢复到患者原有的视力。出现并发症的患者则预后不好。常见的并发症为继发性新生血管性青光眼,增生性视网膜病变、继发性视网膜脱离等。在每次复诊患者时,一定要详细检查虹膜是否出现新生血管,以防止新生血管性青光眼的发生。

二、节段性视网膜动脉周围炎

节段状视网膜动脉周围炎是一种比较少见的视网膜血管性疾病,炎症性病变主要发生于视网膜动脉管壁外层及其周围组织。好发于青壮年,多单眼发病。

(一)病因与发病机制

病因与发病机制至今仍不明确。一些学者认为,本病是多种原因致机体免疫功能异常引起的自身免疫性血管炎,可能是视网膜动脉对不同抗原的一种免疫反应。很多病例报道与一些全身病如结核、梅毒、红斑狼疮、弓形体、鼻窦炎及疱疹病毒感染等疾病有关,并根据以上病因处理后病情及眼底炎症明显好转。

（二）临床表现

1.症状

患者视力轻度或中度减退，眼前有黑点飘动，有时视物变形或有闪光感。

2.体征

本病常合并葡萄膜炎，如全葡萄膜炎，眼前节可有睫状充血，角膜后灰白色点状沉着物，房水混浊，玻璃体有点状或絮状混浊，屈光间质不清晰，眼底无法看清。当炎症好转，玻璃体混浊减轻后，可发现视网膜动脉壁上呈节段排列、如指环状或袖套样的黄白色渗出斑，此种表现在邻近视盘的一二级分支和动静脉交叉处更明显。动脉管径可狭窄，炎症处动脉管壁不透明，一些小分支动脉可呈白线状。视网膜静脉大多数正常，少数静脉可有扩张。在病变的动脉附近，视网膜有水肿和出血，在后极部也可出现脉络膜炎的病灶。当动脉周围的炎症消退时，动脉管壁的指环状渗出可逐渐变淡变小，常为黄白色亮点，最后逐渐消失，不留痕迹。

3.荧光素眼底血管造影

视网膜动脉充盈和静脉回流时间较迟缓，动脉管径不规则，但血流通畅，甚至呈白线状的血管仍有血流通过。造影晚期动脉管壁可有荧光染色。如有静脉受累，静脉可迂曲、扩张，管壁染色。

（三）诊断和鉴别诊断

此病较少见，但根据眼底的特殊表现，视网膜动脉呈现节段状指环状白鞘，动脉管径狭窄，一些动脉小分支白线化，视网膜静脉大多正常，可确定诊断。早期易误诊为全葡萄膜炎，但只要看清眼底的典型表现不难鉴别、还应于不全动脉阻塞等疾病相鉴别。这些疾病可结合病史、眼底表现、眼底血管造影，实验室检查明确诊断。

（四）治疗

因病因不明，只能采取对症治疗。在病变活动期间可全身或局部应用肾上腺糖皮质激素、血管扩张剂、维生素类和中医中药等治疗。如合并前葡萄膜炎除局部应于肾用腺糖皮质激素外，应加入散瞳和局部热敷等治疗。一些学者报道，诊断性抗结核治疗取得明显疗效。但一些患者可能是其他疾病引起，国外Crouch报告一例合并梅毒性全葡萄膜炎患者，抗梅毒治疗病情好转。但有些患者找不到病因，被认为是一种不明原因的变态反应，用肾上腺糖皮质激素治疗效果较好。

(五)治疗效果

本病发病较急但病程较缓慢,可持续数月或更久。本病预后较好,只要炎症不累及黄斑,大多数视力可恢复正常或接近正常,治愈后一般不再复发。

三、霜样树枝状视网膜血管炎

霜样树枝状视网膜血管炎由 Ito 等于 1976 年首次报道,其后其他国家及国内也相继有报道。本病因广泛性视网膜血管壁呈霜样白色渗出,像挂满冰霜的树枝而得名,是一种非常少见的双眼急性视网膜血管周围炎症。

(一)病因与发病机制

病因不十分明了,大多病例报道可能与病毒感染有关。但一些患者发病前无任何诱因,全身检查无特殊表现,多见于健康青少年,对短期肾上腺糖皮质激素治疗敏感,患者预后良好。一些学者把此类患者称之为特发型。而另一些患者有一定病因,如 HIV(人类免疫缺陷病毒)和巨细胞病毒感染,除有本病典型的眼底表现外多合并全身疾病,此种患者年龄较大,并发症较多,较难治愈,这种类型有学者称为全身型。

(二)临床表现

1.症状

多无任何诱因发病。常为双眼,可突发眼红,视力不同程度下降,视力最差可致光感。

2.体征

眼前段可正常或睫状充血,角膜后可见沉着物,房水、玻璃体可有尘状或雾状混浊。眼底检查,视盘多正常,或有轻度充血水肿。视网膜血管无明显迂曲、扩张,特征性的眼底表现为视网膜血管周围白色渗出,像挂满冰霜的树枝,从后极部直达周边部视网膜均可见,多以中周部显著,少数以后极部为主。动静脉均可受累,但多以静脉受累更为明显。有些病例视网膜可有点状或片状出血,黄斑部可出现水肿,严重病例视网膜水肿、渗出,可出现渗出性视网膜脱离。病情好转后,静脉管壁白色渗出吸收或留下白鞘,黄斑水肿消退后局部可有色素紊乱或陈旧渗出。根据黄斑水肿的时间和程度,视力可有不同程度的恢复。较严重病例视网膜血管可闭塞,新生血管膜形成等并发症。

3.荧光素眼底血管造影

FFA 早期视网膜可无异常表现,静脉期视网膜血管出现渗漏,随造影时间延长,视网膜可出现广泛性血管通透性增加,静脉更为明显。如有视盘水肿,造影晚期视盘荧光染色,边界不清,黄斑区毛细血管的渗漏,造影晚期可见黄斑囊样水肿。

(三)诊断和鉴别诊断

1.诊断

根据典型的眼底改变及 FFA 大多可确诊。对于可疑病例可做全身检查,实验室检查,血清 HIV 抗体检查,以排除全身并发症。

2.鉴别诊断

该病应与急性视网膜坏死、Eales 病、中间葡萄膜炎相鉴别。

(1)急性视网膜坏死综合征:以动脉为主的视网膜血管炎,病灶多从周边部开始,可有黄白色大量渗出及出血,根据 FFA 和临床表现可鉴别。

(2)Eales 病:累及的血管也多为静脉,管壁可伴有白鞘,但多为周边部静脉受累(见视网膜静脉周围炎章节),玻璃体可反复出血。

(3)中间葡萄膜炎:睫状体平坦部呈雪堤样改变,而霜样树枝状视网膜血管炎不会有这些改变。

(四)治疗

特发型患者对肾上腺糖皮质激素反应良好。如有或病毒感染的患者,可在抗病毒同时使用肾上腺糖皮质激素治疗。

(五)治疗效果

肾上腺糖皮质激素治疗后血管霜样改变可完全消失,如不出现并发症视力预后较好。如出现视网膜血管闭塞新生血管膜形成、玻璃体积血、黄斑区长期水肿、黄斑区发生纤维瘢痕等并发症,视力预后较差。

四、双侧视网膜动脉炎伴多发性瘤样动脉扩张

双侧视网膜动脉炎伴多发性瘤样动脉扩张又称特发性视网膜血管炎、动脉瘤和视神经视网膜炎(idiopathic retinal vasculitis, aneurysm, and neuroretinitis, IRVAN)。1983 年,Kincaid 和 Schatz 首次报告,是一种少见眼底病,原因不明,多发生于中青年患者(7~49 岁),女性较男性多见,没有全身相关疾病。通常双眼发病。

(一)病因与发病机制

IRVAN 的病因和发病机制尚不明了。

（二）临床表现

1.症状

多数患者无症状，于体检时发现，或因玻璃体混浊引起的眼前黑影飘动而就诊，就诊时通常视力较好。当发生黄斑区渗出或缺血、玻璃体积血和新生血管性青光眼时，患者视力明显下降。

2.体征

在发病前，可先有前段葡萄膜炎和/或玻璃体炎。但多数患者眼前节正常和玻璃体无炎症改变。该病的眼底特点是在视盘附近的动脉和动脉分叉处出现瘤样动脉扩张，也可分布整个视网膜。视盘充血和边界不清，视盘动脉也可出现瘤样扩张，常引起视盘周围视网膜内硬性渗出。视盘周可有放射状出血和/或散在视网膜内出血。静脉不规则扩张和有血管鞘膜，周边部小血管广泛闭塞，交界处毛细血管扩张和异常吻合。在严重的病例可发生从周边到黄斑的血管闭塞和缺血、玻璃体积血和新生血管性青光眼。最终，视神经萎缩和无光感。长期追踪发现眼底的动脉瘤可增加或自发消退，表现为一种血管炎性的游走性改变，受影响的动脉节段性炎症使得血管壁强度减弱，在流体静压力的作用下可变成囊状或典型的纺锤形扩张，当血管炎症消失时，血管壁的强度恢复，动脉瘤减小，甚至恢复到正常血管轮廓。

3.分期

Samuel 根据对大量患者的观察，将 IRVAN 的临床经过细分为 5 个不同时期，这个分期系统概括了 IRVAN 的自然病程，为评价视网膜缺血的严重程度和治疗提供了依据（表 4-1）。

表 4-1　IRVAN 分期

分期	特征
Ⅰ期	大动脉瘤，渗出，视神经视网膜炎，视网膜血管炎
Ⅱ期	血管造影显示毛细血管无灌注
Ⅲ期	后段视盘或其他地方有新生血管，合并或者玻璃体积血
Ⅳ期	前段新生血管
Ⅴ期	新生血管性青光眼

4.辅助检查

（1）FFA：能清楚显示视盘和周边视网膜成串的大动脉瘤，一般位于动脉的分叉处，并有荧光素渗漏，周边部视网膜可见广泛毛细血管无灌注区。

(2)吲哚青绿血管造影(ICGA):能显示在眼底检查和 FFA 都不能发现的脉络膜血管异常,造影早期显示脉络膜大血管扩张和渗漏荧光。中期,进一步显示脉络膜血管有炎症性改变,有异常的血管灌注和血管壁损伤,在周边有斑片状弱荧光区,证实有脉络膜小血管的阻塞。可是全层或者部分的脉络膜炎症损伤,或者是脉络膜基质层萎缩,使脉络膜显示异常。ICGA 也能显示扩张的视网膜动脉瘤,在整个 ICGA 造影过程中能保持因 FFA 渗漏荧光而模糊的血管壁的轮廓。

(3)OCT:可显示视网膜水肿和黄斑下局限性视网膜脱离。

(4)实验室检查:中性粒细胞胞质抗体(antineutrophil cytoplasmic antibody,ANCA)是各种血管炎症活动期的标志,用患者血清做间接免疫荧光法检测该抗体,已发现核周亚型(P-ANCA)为阳性,而胞浆质亚型(C-ANCA)为阴性。P-ANCA与微小结节状多动脉炎和其他全身血管炎相关,对 IRVAN 的诊断有帮助。

(三)诊断和鉴别诊断

1.诊断

双眼发病,视网膜血管炎,视网膜动脉分叉处瘤样扩张和视神经视网膜炎,具备这 3 个主要体征可确诊 IRVAN,3 个次要体征是周边毛细血管无灌注、视网膜新生血管和黄斑水肿。FFA 可清楚地显示这些病变,有着确诊意义。ICGA 和血清学检查可协助诊断。

2.鉴别诊断

主要和视网膜动脉扩张和血管炎症性疾病相鉴别。

(1)视网膜大动脉瘤:常见于老年人,多伴有高血压、糖尿病者病史,多为单眼发病。后极部视网膜大动脉处动脉瘤样扩张,一般只有一个,呈圆形,多有出血,周边部没有无灌注区。

(2)视网膜静脉周围炎:周边部眼底病变与视网膜静脉周围炎相似,但后者多为中青年男性,病变以静脉受累为主,不伴有视网膜中央动脉主干分支的瘤样动脉扩张。此外有反复发作病史。

(3)成人 Coats 病:可有粟粒样扩张的血管瘤,一般位于周边部视网膜,伴有较多的硬性渗出,广泛的毛细血管扩张呈梭形、囊样或串珠样。

(4)其他:一些和视网膜血管炎相关疾病也要鉴别排除,如白塞病、韦格纳肉芽肿、结节性多动脉炎、系统性红斑狼疮、结核和梅毒等。

(四)治疗

包括肾上腺糖皮质激素、激光治疗和玻璃体切割术。

1.药物治疗

该病是一种视网膜血管炎症性的改变,可使用肾上腺糖皮质激素治疗,但口服泼尼松30 mg/d无效,静脉滴注甲泼尼龙 500 mg/d 效果较好,但只是单个病例的报告,效果并不肯定,需要进一步证实。

2.激光治疗

(1)治疗的目的是促使视网膜新生血管消退或预防新生血管的发生,消除黄斑水肿。

(2)适应证:视网膜毛细血管无灌注区和渗漏,黄斑水肿。

(3)治疗方法:直接光凝视网膜无血管区和渗漏的毛细血管,黄斑水肿采用栅格样光凝渗漏点。

(4)注意事项:避免直接光凝瘤样扩张的动脉,以免引起动脉的阻塞,但黄斑颞侧的动脉瘤可以直接光凝,因为它是末端血管。

3.玻璃体腔内注药

对有视网膜新生血管和黄斑水肿患者,可玻璃体腔内注射抗 VEGF 药物(雷珠单抗或贝伐珠单抗),能显著地抑制视网膜新生血管。抗 VEGF 很少单独使用,一般是作为其他治疗的辅助治疗,必要时可补充多次注射。也有单个病例报告玻璃体腔内注射曲安奈德或植入地塞米松缓释剂能有效减轻黄斑水肿和提高视力。

4.玻璃体手术

发生大量玻璃体积血和增生前膜影响视力,需玻璃体手术治疗。

(五)治疗效果

部分动脉瘤可自行消退,多数患者保持较好视力。少数患者视力预后差,视力下降与周边部视网膜缺血和新生血管性并发症有关。在 IRVAN 第Ⅱ期及时进行治疗的眼效果较好,所有治疗眼的视力保持在 1.0,没有一只眼加重。在Ⅲ期才开始治疗的大多数眼也能保持≥0.5 视力,约有 25% 的眼继续恶化,视力下降到≤0.01,另有 21% 继续发展到虹膜红变或新生血管性青光眼。在第Ⅲ期才开始做全视网膜光凝有可能不能阻止新生血管的后遗症,导致视力严重丧失的发生率很高。在第Ⅳ期或第Ⅴ期才开始做全视网膜光凝治疗眼约 50% 发生严重的视力下降(≤0.01)。因此,当 FFA 一发现有视网膜缺血表现就做缺血区广泛视网膜激光治疗,能维持长期视力稳定,预防发生增生性玻璃体视网膜病变。

抗感染治疗的效果还不肯定。IRVAN 表现前房细胞和玻璃体炎症提示可能是炎症病因引起,但使用皮质类固醇药物并没显示出减少血管炎症或停止视网膜或虹膜新生血管的发展。仅有几只眼使用了抗代谢药物环孢霉素或甲氨蝶呤治疗,但疗效尚不肯定。

第二节 视网膜变性疾病

视网膜变性疾病是由遗传性或获得性原因引起的视网膜光感受器层、视网膜色素上皮(RPE)、玻璃膜、脉络膜或这些组织一起发生的结构或功能异常引起的一组眼底疾病。这类疾病对视功能的影响较大,常导致夜盲、视野缩小和视力不可逆的丧失。目前临床上尚无有效的治疗方法。

一、原发性视网膜色素变性

视网膜色素变性(retinitis pigmentosa,RP)是由于光感受器(视杆细胞和视锥细胞)或 RPE 的异常而导致的进行性失明的一组遗传性疾病;是最常见的遗传性视网膜变性,其患病率在 1/3 000~1/5 000,我国发病率约为1/3 467,在世界范围内大约有 150 万患者。

该病的主要临床特征是早期出现夜盲,随后发生进行性视野缩小、视盘呈蜡黄色萎缩、视网膜骨细胞样色素沉着及视网膜电图(electroretinogram,ERG)严重异常等。目前,RP 尚无有效的预防和治愈方法。

(一)病因与发病机制

1.分子遗传学

RP 有多种遗传方式,大多数为单基因遗传,包括常染色体显性遗传 RP(autosomal dominant retinitis pigmentosa,ADRP),占 15%~20%;常染色体隐性遗传 RP(autosomal recessive retinitis pigmentosa,ARRP),占 20%~25%;X 染色体连锁遗传 RP(X-linked retinitis pigmentosa,XLRP),占 10%~15%;还有40%~50%是散发 RP。另外,少见的遗传方式如下。

(1)线粒体遗传 RP:线粒体突变导致的色素变性常伴有全身综合征,迄今为止所发现的与线粒体突变有关的基因只有 MTS2 基因,该基因编码定位于第二线粒体上丝氨酸较远端的 RNA 蛋白基因,12258 位点的 C-A 突变可能干扰了 tRNA 分子的氨基酸受体,影响了 tRNA 的氨基酸循环,因此降低了线粒体翻译的效率和准确性。有关基因突变与氧化磷酸化的关系尚不清楚。

(2)二基因遗传 RP:该遗传方式极少见,遗传方式较为复杂。由 ROM1 杂合子突变合并 RDS 杂合子突变引起的二基因 RP 病例,比较少见。

(3)散发性 RP:40%～50%的患者无家族史,称为散发性 RP。

(4)其他:另有 30 多种综合征可有 RP 的临床表现,如 Usher 综合征(遗传性 RP 耳聋综合征)、Bardet-Biedl 综合征(巴德-毕综合征)和 Refsum 病(遗传性共济失调性多发性神经病,又称植烷酸贮积病)等,大多数呈常染色体隐性遗传。

RP 在遗传和表型上均具有较大的异质性,表现如下。①遗传异质性:即不同的基因可以引起相同的疾病。②等位基因异质性:即相同基因的不同突变可以引起相同或不同的疾病。③临床异质性:即具有相同突变的不同个体,即便是在同一个家族中,也会具有不同的症状。这使得 RP 的分子发病机制相当复杂。对于这种情况的解释,目前比较普遍的观点认为是由于修饰位点的存在及环境因素的影响所致。

迄今通过连锁分析和候选基因筛查,已有 16 个 ADRP、21 个 ARRP 和 5 个 XLRP 位点被定位,其中 39 个基因已被克隆,每种遗传方式都有多个基因被鉴定,这些基因编码的蛋白各自具有不同的功能,如参与光转换、参与视觉循环或作为感光细胞转录因子、组成光感受器结构蛋白等,但也有些基因编码的蛋白功能尚不明确,这些基因中没有任何一个基因的突变可以单独解释超过 10%的 RP 病例,同时有40%～50%的 RP 患者尚未找到确切的分子发病机制。大多数学者认为一定还有大量 RP 位点没有被发现。

2.病理

RP 主要特征是视网膜光感应器和 RPE 功能进行性受损,大多数是从赤道部视杆细胞开始的进行性、退行性病变伴视网膜各层不同程度的萎缩,神经胶质增生和血管阻塞硬化,RPE 色素脱失并移行到视网膜内,由视杆细胞和 RPE 凋亡所致。基因突变使其编码的蛋白质功能异常,从而影响感光细胞外节膜盘脱落,细胞骨架蛋白完整性丧失,细胞黏附障碍,光传导通路级联反应的持续激活,以及视黄醛代谢障碍等一系列感光细胞生理及生化功能障碍,最终导致视网膜感光细胞死亡。

(1)光感受器细胞改变:主要病理改变在视网膜神经上皮层,尤其是视杆细胞和视锥细胞。①早期:赤道部位于外核层的视网膜感光细胞核移位到视锥视杆层,也有部分细胞分布于外丛状层和内核层,同时视锥和视杆细胞的外节变短,部分解体,内节圆肿而不规则。②中期:赤道部及周边部的光感受器外节明显减少,变短、变形、变性,有空泡形成,内节粗短,细胞器明显减少、稀少的线粒体肿胀变性。③晚期:赤道部视网膜视锥细胞和视杆细胞外节和内节完全消失,光感受器细胞明显减少,核变形,胞质变性且排列紊乱。Müller细胞移位,占据了光感受器的内、外节层减少或消失的空间,致使视网膜纤维化而变薄。

(2)RPE改变:除光感受器等视网膜神经上皮改变外,RPE的组织的病理改变也十分引人注目。RPE的病理改变与感光细胞病理损伤密切相关,凡是感光细胞减少和消失的地方,RPE便有形态学变化。RPE的病理变化:①色素颗粒减少,脱色素,细胞核移向顶端;②RPE变性,数目减少甚或消失而形成无RPE区;③RPE还可于局部增生形成色素团块,RPE迁移到视网膜内,沉积于动、静脉周围以及血管分叉处,形成典型的骨细胞样色素沉着的眼底表现。围绕动静脉的色素细胞可抢先获得血液供应,从而使视网膜细胞的血液供给减少,进而加重了视网膜的损害。

(3)视网膜脉络膜血管改变:视网膜血管壁可有大量的透明组织增生而致管壁增厚、管腔狭窄或闭塞,脉络膜血管也可有硬化、毛细血管减少或消失等改变。

(4)其他:还可出现视网膜前膜,即在RP患者的视盘和视网膜的表面有纤维星形胶质细胞膜。视盘可出现萎缩、玻璃疣和错构瘤等病理改变。

(二)临床表现

RP是一种慢性疾病,病情逐步加重往往持续数十年。其典型临床表现是双眼发病,夜盲、视野缩小和视网膜的变性改变,包括视盘萎缩、视网膜血管变细和视网膜骨细胞样色素沉着。

1.症状

(1)夜盲:由于患者视杆细胞功能最早受影响,患者表现在暗环境视物不清,离开熟悉的环境就不敢行走,中医又叫"雀目"。

(2)视力下降:到疾病的后期才出现中心视力降低,中心视力维持的时间有长有短,如ADRP患者在60岁之后仍可保持良好的视力,但XLRP患者通常在40岁就已经失明了(约0.1或更低);发病年龄越小,该症状的临床表现越严重。

(3)视野改变:最早表现为小暗点,常不引起患者注意。随着疾病的进展,逐渐减少成管状视野。视野减小是匀速地,其严重程度与眼底病变加重呈正相关。

2.体征

(1)白内障是RP患者常见的临床表现,RP能增加后囊下白内障的发生率。

(2)近视:不同类型的RP中近视的发生是不同的,在X连锁性RP患者中近视的发生率明显增加。

(3)眼底改变:发病早期眼底改变不明显,随着病情进展,出现典型的眼底改变,视盘颜色开始变淡。视网膜血管变细,动脉先变细,以后发展动静脉均变细。

黄斑改变相对较轻,晚期黄斑区 RPE 细胞脱失和变薄。在中周边区域存在骨细胞样色素沉着,视网膜呈青灰色,萎缩变薄,但极周边视网膜常看似正常。晚期视盘蜡白,边界清楚,视网膜血管纤细,大范围的色素沉着蔓延到黄斑区。视网膜萎缩变薄,呈灰黄色,透见粗大的脉络膜血管。值得注意的是,在 RP 病例中,色素沉着量的多少,并不能反映病情轻重。

3.临床分类

(1)按发病年龄。①早发型 RP:在两岁时已经出现中期 RP 症状。此类 RP 有时很难与先天性 Leber 黑蒙(LCA)鉴别,后者出生时或生后不久即存在严重的视力障碍,ERG 为平坦型。根据发病年龄,可以诊断为 LCA 或 RP。事实上,$RPE65$、$CRB1$、CRX 和 $TULP1$ 基因的突变同样可导致先天性 Leber 黑蒙和 RP 的发生。②迟发型 RP:在中年时出现早期或中期 RP 症状和表现。一种可能是早年的中度夜盲往往被父母忽视,而且进展到临床症状明显阶段的速度很慢。还有一个可能是 RP 确实发病较晚。这样的话,就需要寻找相似眼底改变的非遗传病因,如眼损伤、药物中毒、感染或类癌综合征,以及脊髓小脑共济失调等。特别是当这些症状进展迅速的时候,更须注意有无继发因素。

(2)按眼底表现。①无色素型 RP(retinitis pigmentosa sine pigmento,RPSP):具有典型的 RP 临床表现,而眼底改变无明显的色素沉着。与视网膜色素萎缩有关,尤其是伴有高度近视眼的患者常常会有这种表现。②节段性 RP:眼底表现只有四分之一的扇形区域或一半受累(RHO、$PRPF31$ 突变)。视野缺损与视网膜受累区相对应,ERG 反应较好。③中心性或旁中心性 RP:病变局限在黄斑和视盘周围的环形区域(旁中央),周边视网膜无色素变化,两者之间有清晰的分界。视力和色觉早期受累,视野常为中心暗点或旁中心暗点和环形暗点。ERG 检查表现为杆细胞或锥细胞反应受损,亦可为两者同时受累。④向心性:表现为自周边部向黄斑部逐渐发生 RP。随着疾病的进展,视野向心性缩窄,视功能越来越差,呈现视力的减退,最终导致失明。⑤单侧性 RP:仅一只眼发生 RP,较罕见。

(3)其他类型的病变:白点状视网膜变性、结晶样 RP 等。

4.遗传型与临床表型

(1)常染色体显性遗传:通常是最轻微的类型,平均发病年龄为 20~30 岁,一些病例在 50 岁之后才发病。外显率变化较大,尤其在 $PAP1$、$PRPF31$ 和 $RP1$ 突变的病例。在遗传咨询中,对散发的轻微病例,而且年龄较大的患者应该怀疑为常染色体显性遗传,特别是在家族成员没有全部检查或未知的情况下。

（2）常染色体隐性遗传：往往在青少年期发病，病情较重，但比 XLRP 患者轻。值得注意的是该型 RP 有较高的异质性，在发病年龄和临床表现等方面变异度较大。

（3）X 连锁遗传：发病较早，常在 10 岁内就出现症状，发展快，病情严重，并且常常并发高度近视眼，预后最差。尽管大多数病例为隐性遗传，在一些家系中女性发病的遗传方式是显性的。

XLRP 携带者是 XLRP 女性杂合子，携带并传递隐性 RP 致病基因，其男性后代 1/2 可能成为 XLRP 患者，女性后代一半为基因携带者，对 RP 的遗传和流行带来重大的影响。此外，XLRP 携带者可出现不同程度的 RP 临床表现，如眼底可见后极部视网膜出现尘状黑色反光的毯层改变，或有 RPE 节段状、伞形或不规则萎缩，部分可见视网膜内色素团块，视野检查可发现与眼底病变部位相对应的视野缺损或暗点。全视野 ERG 是检出 XLRP 携带者的重要检查，可表现为不同程度视杆细胞反应或视锥细胞反应振幅降低，峰时延长。

5.辅助检查

（1）ERG：客观判断 RP 患者视网膜功能较为敏感和不可缺少的方法。典型的原发 RP，早期患者出现 a、b 波振幅显著减低，峰时延长，暗视系统比明视系统下降更为明显。中、晚期患者，85％以上 ERG 为熄灭型，其余均为重度降低型改变。疾病早期或 RP 的 XLRP 遗传携带者也可记录到异常的 ERG，中心性或象限性 RP 的 ERG 异常程度与受累的视网膜范围有关。全眼底 RP 中暗视 ERG 成分的异常程度可大于明视 ERG 成分，中心型 RP 明视 ERG 成分较先受累。

由于 ERG 异常远早于 RP 患者眼底改变和临床症状的出现，因此临床上常将 ERG 作为 RP 的早期诊断的重要方法。

（2）视野检查：包括盲点的扩大，中周部视野缺损，以及全周视野缩小。RP 的亚型可能与特殊的视野缺损模式相关联。例如，扇形 RP 通常与弓形或高度的视野缺陷有关。因此，Goldmann 动态视野检查法，因为它的灵敏度高、可检测极周边的视野及可重复性强而被优先选择。视野测试可用于监测该疾病的进展，以及评估初诊患者病情的严重程度。

（3）荧光素眼底血管造影（FFA）：造影早期，RPE 改变的部位出现色素堆积处的荧光遮蔽，色素脱失处的窗样缺损，可见到斑块状脉络膜毛细血管无灌注区或延迟灌注区。进展期病例，可能存在不规则的未充盈的脉络膜毛细血管区域，经常发生在视网膜色素的异常堆积的区域，可见到无灌注区周围毛细血管染料渗漏，蔓延到无灌注区内，造影显示背景荧光大片无荧光区，提示脉络膜毛细血管层萎缩。在 RP 合并黄斑囊样水肿患者,造影早期黄斑遮挡背景荧光,造影晚期荧光素积存于黄斑区域,形成特有的花瓣形或轮辐状强荧光。

(4)ICGA:脉络膜灌注不良,见斑驳状的弱荧光。

(5)OCT:高分辨的 OCT 可发现 RP 的早期光感受器改变,嵌合体带或光感受器的中断或缺失。发展到疾病晚期,整个光感受器外节萎缩和/或视网膜变薄,RPE 也萎缩变薄。另外,OCT 还可用于观察 RP 的并发症,如黄斑囊样水肿、黄斑前膜、黄斑裂孔和玻璃体黄斑牵拉综合征。

(三)诊断和鉴别诊断

1.临床诊断

(1)典型的原发性 RP 可根据其临床表现做出诊断。①有家族史或散发病例。②夜盲:晚间或黑暗处视力明显下降,活动受限。③眼底改变:早期视网膜赤道部可见色素斑点,以后形似骨细胞样黑色素斑沿着血管和/或视网膜分布,逐渐向周边部及后极扩张。晚期视盘呈蜡黄色萎缩,血管狭窄和视网膜呈青灰色。④视野改变:早期有环形暗点,以后缩小成管状视野。⑤ERG:为平坦型或者低波型。⑥暗适应检查阈值升高。

(2)特殊临床类型 RP 诊断。①单眼性原发性 RP:非常少见。诊断为本型者,必须是一眼具有原发性 RP 的典型改变,而另眼完全正常(包括电生理检查),经五年以上随访仍未发病,才能确定。此型患者多在中年发病,一般无家族史。②节段性原发性 RP:亦甚少见。特点为病变仅累及双眼同一象限,与正常区域分界清楚。有相应的视野改变,视力较好,ERG 为低波。FFA 显示病变区比检眼镜下所见范围大。本型常为散发性,但也有常染色体显性、隐性与性连锁隐性遗传的报告。③中心性或旁中心性原发性 RP:亦称逆性进行性 RP。初起即有视力减退与色觉障碍。眼底检查可见黄斑部萎缩病变,有骨细胞样色素堆积,ERG 呈低波或不能记录。早期以视锥细胞损害为主,后期才有视杆细胞损害。晚期累及周边部视网膜,并出现血管改变。④无色素性 RP:是一种有着典型 RP 各种症状和视功能的检查异常,唯一没有视网膜色素沉着的变性疾病。RPSP 很可能代表着 RP 的早期阶段,在随诊相当长的时间之后,有可能见到典型的色素沉着出现。本型遗传方式与典型的 RP 相同,有显性、隐性、性连锁隐性遗传三型。

2.基因诊断

目前,大量 RP 基因的发现十分有助于对 RP 进行遗传咨询和诊断,特别是 *RHO* 基因的 P23H、P347L 突变和 *RP*1 基因的 R677X 突变在 ADRP 中的突变率比较高,对于筛查 ADRP 患者很有价值。同样,在 XLRP 家系中对可能的男性患者或女性携带者检查 RPGR 也十分必要,特别是对 ORF15 这个突变热点进行筛查。如果 RP 的遗传方式已确定,可以选择一些突变基因进行筛查。由于没有任何一种突变可以单独解释超过 10% 的 RP 病例,故 RP 的遗传学检测需要筛选多个基因中的一组突变。RP 的致病基因数量多,而且没有明确的突变热点,一般实验室很难针对如此众多的疾病基因进行全面分析。尽管如此,快速和大比例的突变筛查技术正在建立起来,并且已经有一些实验室在寻找最频繁出现的相关基因突变,采用先进高效的筛查技术如变性高效液相色谱法和自动测序法使得这种检测成为可能。总之,遗传咨询依赖于准确的临床诊断、遗传的方式和基因检测的结果。基因诊断在遗传病的预防与诊断方面,具有无可比拟的优势,可以快速、准确地从分子水平明确病因,对 RP 进行筛查或产前诊断,以便早发现早治疗。

3.鉴别诊断

RP 需与一些伴有 RP 的综合征或继发性 RP 相鉴别。RP 综合征最常见的类型有 Usher 综合征、Refsum 病、Bassen-Kornzweig 综合征、Bardet-Biedl 综合征及 Batten 病。

(1)Usher 综合征:有 3 种类型,都是常染色体隐性遗传。第 I 型有先天性复杂的双边感觉神经性耳聋,言谈不能被理解,所有患者均可在冷热试验中检测到前庭神经功能障碍,伴随轻微的、非进展性运动失调,RP 的典型症状常常在童年晚期或青春早期发现。II 型有轻微到复杂的先天性感觉神经性听力损伤,言谈可以被理解,前庭反应正常,在青春末期至成年初期发现 RP。III 型患者有双侧进展性感觉神经性听力损伤和 RP。

(2)回旋状脉络膜视网膜萎缩:一种常染色体隐性遗传综合征,患者由于缺乏鸟氨酸氨基转移酶而导致血浆和组织中鸟氨酸水平超过正常 10~20 倍。在疾病早期,脉络膜出现局限的,边界清楚的不连续的萎缩斑,位于赤道部。随着病情发展,这些萎缩斑融合,形成边界清晰的、圆齿形的花环状脉络膜视网膜萎缩。

(3)无脉络膜症:一种 X 连锁性染色体遗传综合征,女性携带,男性发病,10 岁左右开始夜盲。早期 RPE 和脉络膜毛细血管萎缩,病灶从中周部向前后发展;晚期,脉络膜完全萎缩成黄白色,暴露脉络膜中或大血管。

(4)锥-杆细胞营养不良:亦称反向或中央 RP,特征为双侧对称性视锥细胞功能损失,同时视杆细胞功能减退,像 RP 一样,"视锥-视杆细胞营养失调"指一组综合征。在该病症中,周边视力缺失与暗适应障碍之前,先出现中央视敏度丧失,昼盲和中央视觉缺失。往往早年发病,眼底改变与 RP 相似。该病常是系统性的,包括 Alstrom 综合征(又称肥胖-视网膜变性-糖尿病综合征,为一种罕见的常染色体隐性遗传疾病)、Bardet-Beidl 综合征(巴德-毕氏综合征)和烟胺比林蜡样脂褐质沉积症。

(5)先天性静止性夜盲:主要症状为夜盲,为先天性,终生静止不变。光线明亮处视力、视野、色觉均正常,眼前节、眼底均无异常,视网膜与视盘外观无异常表现。

(6)Leber 先天性黑蒙(LCA):一种严重的视网膜营养失调,典型的表现在一岁时即出现。视觉功能常常很差,伴发眼球震颤症,瞳孔反应缓慢,畏光,远视,及经常以拳按压自己眼球的特殊动作。眼底表现变化很大,最初视网膜可能表现正常,到童年末期才出现 RP 的表现。ERG 显示其波峰显著降低或无波形。目前已知 15 个基因与 LCA 有关,约 1/2 的 LCA 是由这些基因遗传所致,此外其他两个 LCA 的位点已有报道。LCA 多以常染色体隐性的方式遗传,极少数情况下,由于 CRX 基因突变所致,表现为常染色体显性遗传。

(7)继发性 RP:①长期视网膜脱离后可出现视网膜色素沉着增多,鉴别要点是有视网膜脱离病史,一般仅是单眼,视网膜血管无明显变细,往往有视网膜下增生条索,在没有脱离的地方,视网膜表现正常;②挫伤后视网膜色素增生,常是局限或达多个象限,有过眼部挫伤病史可鉴别。

(四)治疗

至今尚无有效疗法。目前的治疗方法主要是对症治疗及延缓病程进展,而不能达到根本阻断病程进展的作用。

1.维生素治疗

研究较多的有叶黄素、维生素 A 棕榈酸酯、钙通道阻滞剂和抗坏血酸等,尽管研究证明补充这些药物对视网膜有益,但临床上还没报告视网膜明显改善。

目前,最被广泛认可的补充剂是维生素 A 棕榈酸酯,尽管该药对待 RP 没有明确的疗效,但是它可以有效地降低视网膜变性的速率,确切的作用机制尚不清楚。

2.二十二碳六烯酸治疗

二十二碳六烯酸(DHA)是一个长链 ω-3 脂肪酸,常见于鱼类。研究表明,RP 患者红细胞 DHA 的浓度值中等程度下降,该物质在血清中的水平似乎与视网膜水平相关。最近开始的维生素 A 棕榈酸细胞酯联合 DHA(1 200 mg/d)治疗方法,结果显示,接受该治疗后,患者视网膜变性的速率进一步降低。在功能检测方面,发现患者的视野灵敏度和 ERG 的振幅均显示明显变化。然而其确切疗效尚待进一步研究。

3.低视力康复

RP 患者的低视力康复已经从一个光学/医学模式发展为功能残疾模式。详细询问病史可以帮助了解患者在日常生活中遇到的视功能障碍,可向患者提供或推荐适当的低视力服务,职业指导,活动性训练,帮助 RP 患者过上更自主的生活。

4.心理辅导

进展期视网膜变性的患者,缺乏有效的治疗方法,常常给患者和家属带来严重的心理压力及精神负担,需要进行心理辅导。可给予咨询和建议患者加入 RP 患者之友的团体,他们可以与有着相似问题困扰的患者交谈。通过这种教育方式,帮助患者理解并接受了他们所患疾病,并积极地配合治疗。

5.相关眼部并发症的治疗

RP 最常见的并发症是并发性白内障和黄斑囊样水肿,可做手术摘除白内障加人工晶状体植入,白内障手术治疗显示并不加重该病或者它的预后。

6.基因治疗

随着分子遗传学的发展,已发现一些特异的基因与 RP 有关。基因治疗可以针对病变基本原因用药,或找出替代病变基因的方法或增补患者体内缺陷的基因,在理论上为患者提供了广阔的治疗前景。但基因治疗方法还处于起步阶段,离应用到临床还有一段很长的路要走。

7.手术治疗

(1)视觉芯片植入手术:一种新的视觉假眼已经在临床上进行试用,该假眼由两部分组成,眼内部分是一个直径 200 μm 嵌有 60 个微型刺激电极列阵的芯片和用于向眼内植入部分传递能量和数据的感应线圈环,眼外部分是微型摄像系统。视觉摄取通过安放在患者佩戴眼镜上的微型摄像头连接到患者腰带上的录像处理器,从摄像头获取的图像数据通过无线方式传递到眼内芯片,刺激视网膜表面的列阵电极芯片产生视觉。该方法是目前唯一治疗 RP 的有效手术方法。

手术适应证:患有严重的外层视网膜变性、残留光感和以前有过有用视力病史的成年人患者。主要禁忌证是视神经疾病或患有其他眼部疾病。

手术方法:电子刺激器和天线用一个环形硅胶带缝在巩膜表面,通过睫状体平坦部途径将电子列阵芯片和电线引入眼内,电子刺激列阵安放在黄斑区视网膜表面。每个电极通过电刺激绕过缺乏光感受器细胞的视网膜和刺激残留活着的视网膜细胞,可按独立的程序工作。不需要使用硅油,也不用大脉络膜切口和低血压麻醉。

手术效果和并发症:该产品已在 30 例 RP 患者临床上试用,所有患者的视力均有不同程度提高。主要并发症是眼内炎和结膜糜烂或撕裂。

(2)血管搭桥术:通过眼外肌巩膜深层植入,眼外肌血管或新生血管长入巩膜组织,与脉络膜组织建立侧支循环,从而以改善脉络及视网膜血供,延缓色素上皮功能的丧失和感光细胞的凋亡。

手术适应证:各类原发性 RP。

手术方法(睫状前动脉脉络膜血管吻合术):将内外直肌各分离游离出1/3～1/2 肌束(最好包含血管),预置双套环缝线,距离内外直肌附着点 8～10 mm 处直肌旁做巩膜板层(接近脉络膜层)分离呈口袋状(巩膜袋),将游离肌束头端转位置于巩膜袋内,并缝合固定,缝合结膜。

二、结晶样视网膜变性

结晶样视网膜变性一般泛指有相应异常致病基因,以视网膜出现弥漫性黄白色细小结晶样反光物质为特征,并伴有视网膜或身体其他系统异常的一类视网膜遗传变性类疾病。双眼对称发病,临床上以 Bietti 结晶样视网膜变性为主,另外还有 Fanconi 综合征、Sjögren-Larsson 综合征及 Kjellin 综合征。在疾病的诊断上还需与其他一些可引起视网膜结晶样物质的病变相鉴别。

(一)病因与发病机制

(1)Bietti 结晶样视网膜变性由 Bietti 于 1937 年首先报道,具有常染色体显性或隐性遗传特征。视网膜内出现黄白色点状、具有金属样反光样物,并伴有毯层视网膜(RPE 和光感受器细胞层)变性、脉络膜硬化,部分患者也可合并角膜结晶样营养不良。病理学上见结晶样物质分布在视网膜各层及毯层视网膜变性的 RPE 和脉络膜变性改变。结晶样物质为胆固醇酯及脂质包涵体的复合物。此结晶样物质也可见于外周血的淋巴细胞中,故而认为该病的发生与系统脂质代谢异常有关。该病的致病与 4q35 染色体 $CYP4V2$ 基因变异有关。

(2)Fanconi 综合征(又称胱氨酸病,Cystinosis)是一种具有不同表型的常染色体隐性遗传性疾病,与胱氨酸代谢异常有关,导致胱氨酸在身体各部位细胞内溶酶体聚集,进而损害多器官功能。结晶样物质为胱氨酸钙盐结晶。致病基因

(CTNS)位于 17 号染色体短臂,与溶酶体内胱氨酸载体蛋白的编码有关。婴儿型或肾病型是最严重的一型,出生后 1 岁即由于肾小管、肾小球病变导致肾功能损害,多在 10 岁前发生尿毒症。中间型胱氨酸病发病年龄较晚,一般在 15~25 岁。

(3)草酸盐血症是一种常染色体隐性遗传的乙醛酸盐代谢障碍性疾病,身体出现草酸钙盐或羟乙酸钙盐结晶。前者(Ⅰ型)是由于缺乏乙醛酸氨基转换酶(一种丙氨酸过氧化物酶)导致体内草酸盐和羟乙酸盐过多引起,出现高草酸尿;Ⅱ型是由于缺乏乙醛酸聚醛酶(甘油脱氢酶)导致羟基乙酸尿症。异常基因(AGXT)位于染色体 2q36q37。

(4)Sjögren-Larsson 综合征属常染色体隐性遗传。疾病的发生与身体脂肪醇醛脱氢酶缺少有关,该酶在体内负责催化长链和中链脂肪醛氧化成相应脂肪酸。相关基因位于 17p11.2。

(5)Kjellin 综合征属常染色体隐性遗传性疾病,为多部位神经系统病变。

(二)临床表现

1.Bietti 结晶样视网膜变性

(1)症状:本病与 RP 相比,Bietti 结晶样视网膜变性症状出现较晚,一般在 20~30 岁出现症状,也呈随年龄增加症状逐渐加重趋势。以视力中、重度下降和夜盲为最常见症状,夜盲见于晚期中周部视网膜受到严重损害的患者。

(2)体征:在症状出现之前即有结晶样物质出现于眼底,广泛分布于视网膜,以后极部最密集,伴有 RPE 色素紊乱改变。后极部是疾病损害最主要部位,除结晶样物密集外,视网膜萎缩、RPE 改变及脉络膜萎缩也是以后极部严重。随发病时间延长,病变向外扩展。视网膜血管变细没有 RP 明显。少数患者可有视网膜下脉络膜新生血管形成,引起的渗出、出血、增生等改变。

(3)辅助检查:视功能状况与病变程度及范围大小不同而有很大差异,ERG 各反应波振幅降低程度不一,早期以视锥细胞反应降低为主,晚期视杆细胞反应也降低,最严重者各种反应均记录不到。由于后极部是最先发病部位,多焦视网膜电图(mfERG)幅度严重降低。如有局限性萎缩,mfERG 结果可显示局限低反应区域。FFA 检查对诊断有帮助,FFA 呈现弥漫性 RPE 萎缩、脱色素改变,并有脉络膜小血管萎缩及大血管暴露。ICGA 检查可以更清楚显示脉络膜小血管萎缩。OCT 研究表明多数结晶样颗粒位于 RPE 上,外核层有高反射结构。

2.Fanconi 综合征

Fanconi 综合征结晶样物质见身体多个器官,眼底的结晶物质位于 RPE 和脉络膜层,结膜及角膜也可见结晶样物质沉着。患者有畏光及视力不良。身体其他异常还包括身体发育延缓、身材矮小、低磷酸盐血症性佝偻病、糖尿病、吞咽困难、甲状腺功能减退和远端肌病等。这些症状最早在出生后 6 个月就发生。肾功损害后有多尿、多饮及酸中毒症状。ERG 改变随视网膜病变的程度而定。

3.草酸盐血症

草酸盐血症发病年龄在儿童或青年,草酸钙盐可在许多器官沉积,以肾脏沉积最多,导致进行性肾功衰竭,进而威胁生命。在婴儿期即有发病的患者多数有视网膜结晶样改变,预示病程险恶。结晶样物质可沿眼底动脉血管分布,周围可伴有 RPE 萎缩,眼底改变还有视盘苍白和黄斑区异常等。

Sjögren-Larsson 综合征是一种全身性疾病,眼部除视网膜出现结晶样变性、黄斑变性外,其他眼部异常还有小眼球或先天性白内障。黄白色结晶物质位于黄斑中心凹外,OCT 证实位于神经纤维层和内丛状层,中心凹的视网膜还有小的囊样变性。随年龄的增加,结晶样物质会增多。患者畏光症状较严重,但视力损害一般不严重,色觉正常,ERG 无异常。1/10 的患者可有脉络膜瘢痕。全身可有痉挛性麻痹、皮肤鱼鳞病、智力障碍、身材矮小及短指(趾)畸形等。鱼鳞病常是该病的首先发现的主要症状。另外,该病婴儿患者可见皮肤瘀斑及行走抓握困难。

4.Kjellin 综合征

Kjellin 综合征系全身多系统异常性疾病,包括痴呆、痉挛性截瘫、眼底黄斑区变性为该病的三联征。有近亲婚配史。黄斑病变从青春期开始出现,并逐渐加重。视力损害为中度,眼底改变类似 Stargardt 病的黄色斑点眼底改变,中心凹外黄白色斑点伴 RPE 色素异常。肌电图、视觉诱发电位(VEP)可以有异常,而 ERG、眼电图(EOG)正常。但 mfERG 提示黄斑功能异常。

(三)诊断和鉴别诊断

1.诊断

(1)Bietti 结晶样视网膜变性诊断需要依据遗传史、症状、典型眼底改变及 ERG、FFA 等。

(2)Fanconi 综合征:临床诊断需测定外周血白细胞中升高的胱氨酸含量。

(3)草酸盐血症:根据测定尿液中升高的高草酸盐或羟乙酸盐含量及肾功损害可以诊断。

(4)Sjögren-Larsson综合征:依靠眼底改变特征,结晶样改变围绕中心凹周围,并结合全身体征诊断。确诊需要在培养的皮肤成纤维细胞中检测到脂肪醇微粒体酶(辅酶Ⅰ氧化还原酶、脂肪醛脱氢酶)缺乏活性。

(5)Kjellin综合征:需依靠临床三联征结合家族隐性遗传史。

对于临床诊断有困难者,分子生物学检测相应致病基因,可明确诊断。

2.鉴别诊断

(1)药物致视网膜结晶:许多结晶性药物长期或大剂量使用可以在视网膜形成结晶样沉积。

(2)并发其他眼底病变。①钙化玻璃膜疣(drusen):位于 RPE 及其下玻璃膜(Bruch 膜)之间未降解的蛋白和脂质物,是年龄相关性黄斑变性(AMD)患者基本眼底病变之一。玻璃膜疣有许多类型,含有钙质或胆固醇时可有结晶样改变。②黄斑毛细血管扩张症:发病机制不明,与动脉硬化、高血压、糖尿病及脉络膜新生血管等因素有关。由于血管扩张渗出,黄斑水肿,病变区域内有散在渗出物。③白点状视网膜变性及白点状眼底。④其他:可见于慢性视网膜脱离,或眼内玻璃体手术器械表面粉末脱落等。

(四)治疗

Bietti 结晶样视网膜变性无有效治疗方法,可参考其他视网膜变性类疾病的治疗。Fanconi 综合征一旦确诊需尽快使用促胱氨酸排空药物——半胱胺,并需终身使用,以保护肾脏和其他器官功能。肾功衰竭患者需肾移植。0.5%巯乙胺滴眼剂可以在数月内溶解角膜胱氨酸结晶,改善角膜上皮糜烂,缓解畏光症状。草酸盐血症可用维生素 B_6、枸橼酸盐可降低体内草酸钙。Sjögren-Larsson 综合征可以通过限制脂肪摄入、补充中链甘油三酯改善病症。Kjellin 综合征无特殊治疗方法。

(1)他莫昔芬:抗雌激素药物,调节雌激素受体,主要用于乳腺癌治疗。长期使用可导致眼底损害,出现视力下降或伴有色觉异常。患者通常长期服药史(1 年以上),累积用药可达 100 g 以上。结晶物呈金色,OCT 证实沉积于视网膜神经纤维层和内丛状层,以中心凹外分布较多,严重者可有黄斑水肿。ERG 检查提示有视网膜功能降低,明视、暗视下 a、b 波振幅降低。停药后轻中度患者的眼症状可以改善,但眼底结晶样改变不会减轻。结合用药史不难诊断。

(2)斑蝥黄:维生素 A 或胡萝卜素衍生物,以往用于食品中红色添加剂,口服用于治疗光敏感或使皮肤增黑。由于引起视网膜病变,以上用途均已停止。长期服用引起视网膜病变,亮黄色结晶样物质见于黄斑和视盘周围,位于神经纤维层。没有症状,视力、色觉、FFA、ERG一般没有改变。停药后结晶样物质未见消退。

(3)甲氧氟烷:一种吸入性麻醉剂,临床现已少使用。甲氧氟烷进入人体后分解为草酸和氟化物离子。过量吸入后草酸钙的沉积可以导致肾衰竭。眼底改变特征及治疗与草酸盐血症一致。

(4)滑石粉:见于长期静脉注射吸毒者,将美沙酮或哌替啶片压碎后注射导致。医学上常用滑石粉做口腔填充剂,另外用于肺、肝等脏器窦、瘘治疗中使用的一些填充剂也含有滑石粉。肺滑石病患者中41%可以发现眼底异常。由于沿血管分布于小血管末端,故在眼底多沉积于黄斑血管拱环末端,严重者累及中周部视网膜形成缺血性视网膜病变,有大范围毛细血管无灌注区形成。其他眼底改变尚有动静脉吻合、视网膜新生血管形成、玻璃体积血等改变,甚至牵拉性或裂孔源性视网膜脱离。

(5)玻璃体内注射曲安奈德:用于治疗黄斑水肿。药物中未能溶解的成分呈黄白色反光结晶物质沉积于视网膜表面,仅出现在治疗眼。

(6)其他:长期服用呋喃旦啶有导致视网膜结晶沉积的可能。

三、白点状视网膜变性

白点状视网膜变性是视网膜变性的一个类型,因此具有变性类疾病的共同特征,视力进行性下降,视野缩窄。病名是一种眼底描述性的诊断,其特征表现为眼底均匀分布的白色小点。

(一)病因与发病机制

本病属于 RP 的一种类型,是一种常染色体隐性遗传性疾病。可能的基因改变是 6p11.2 位置的 *RDS* 基因突变或者 *RLBP*1 基因的 R150Q 突变。

(二)临床表现

1.症状

自幼发病,表现夜盲,视力正常或轻度下降。患儿常常看不清周围物体。

2.体征

眼前节一般正常。双眼底表现为大量均匀分布,或部分融合的白色或黄色小点,分布于黄斑区以外的整个眼底。早期视盘、视网膜血管和黄斑区正常,随着病情发展,出现典型的 RP 改变。

3.辅助检查

(1)色觉检查可表现红绿色盲。有严重的 ERG 下降改变,以视杆细胞损伤为主。视野向心性缩窄,并且随着病程不断加重。

(2)OCT 检查:在早期,黄斑区中心凹光感受器外节结构不清楚,向周边光感受器外节消失,RPE 层形态正常,可见到与白点相一致的 RPE 表面点状高反射;黄斑区脉络膜变薄,黄斑外脉络膜厚度似正常。

(三)诊断和鉴别诊断

1.诊断

主要依据是双眼对称的典型白点状改变,且视野进行向心性缩窄和不断加重的夜盲。

2.鉴别诊断

(1)家族性玻璃疣:一种常染色体显性遗传,基因位于 2P16,表现为比较均匀的小黄色视网膜下病灶。玻璃膜疣分布以后极部,尤其是黄斑颞侧多见。没有夜盲,部分患者可能提示早期的 AMD 改变。

(2)黄色斑点眼底:一种与 Stargardt 病相同的视网膜异常疾病,FFA 可以发现典型的黄斑部牛眼样改变和脉络膜湮灭征,视力缓慢进行性下降,无夜盲症。

(3).白点状眼底:白点状视网膜变性在眼底表现上与白点状眼底非常相似,但与后者有根本的区别,后者属于先天性静止性夜盲,病情稳定一般不发展,而且色觉和视野也基本保持正常。而前者恰好相反,其临床表现与 RP 一致,ERG 严重异常,暗视 ERG 和视野均变差,视功能进行下降。

(四)治疗

目前尚没有确切的治疗手段。

四、玻璃膜疣

玻璃膜疣是眼底的一种黄色或白色点状物,位于 RPE 下,可分布全部眼底,但最常见的部位还是黄斑区、视盘周围或周边部。有时表现一种结节发生在视盘内叫视盘玻璃疣。多发生在 60 岁以上人群,常与 AMD 相关。

(一)病因与发病机制

发病机制至今还不明确,在多种疾病发现存在玻璃膜疣,因此,可能致病原因有变性、遗传和继发全身其他疾病,饮食和抽烟也可能是病因之一。由于年老,在脉络膜内层异常生长出透明蛋白赘生物。无论是玻璃膜疣还是视网膜下疣样沉着物,它们的组成成分相似,都是由细胞外异常的物质组成,包括碳水化合物、淀粉样蛋白 P、补体系统、因子 C、载脂蛋白 B 和 E、脂质和玻璃体结合蛋白等。主要来自 RPE 和神经视网膜,位于 RPE 和玻璃膜之间。玻璃膜疣将脉络膜毛细血管同 RPE 分开,损伤视网膜外 4 层的血液供给和代谢。最先影响到 RPE 功能,逐渐形成玻璃膜疣处的 RPE 萎缩斑。在眼底其他部位发生玻璃膜疣引起 RPE 萎缩斑可没有任何临床症状。在黄斑区出现玻璃膜疣和簇状萎缩斑,是 AMD 的早期表现,此时对视力影响不大。由于黄斑是视网膜代谢最旺盛和视力最敏感的部位,长期的黄斑区视网膜外层缺血,最终导致黄斑区地图状萎缩或代偿性脉络膜新生血管长入,发生晚期 AMD,患者视力严重下降。

(二)临床表现

玻璃膜疣可在年轻人群中见到,但更常见于老年人,常伴有眼部或全身其他疾病。

1.症状

玻璃膜疣很少引起症状,如果发生视力下降,常常是由于伴发了黄斑出血。如果玻璃膜疣非常大,增宽了 RPE 和玻璃膜之间的距离,可引起上面 RPE 和光感受器变性,视力下降。

2.体征

多双眼对称发生,位于视网膜深层,在视网膜血管处可遮挡住疣的一部分。疣的大小不一,可表现单个和多个,相互接触和/或融合。可分布在眼底任何部位,最常见是黄斑区和视盘周围,如果是大范围被一些不定形的条带状分隔成网状,又特别命名网状玻璃膜疣。疣的颜色可呈白色、淡黄色或金黄色;退化时,疣失去色彩,相应区域可有疣钙化后的闪光和 RPE 萎缩或脱色素。

(1)主要类型。①硬性玻璃膜疣或结节性玻璃膜疣:一种分散的小圆形黄色斑点,是最常见的类型和通常是良性发展;②软性玻璃膜疣:常较大,边界不清,随着时间推移它们可以扩大、融合和数量增加,代表了 AMD 的一个早期表现;③角质性玻璃膜疣或基底层玻璃膜疣:是 RPE 基底膜的小结节样增厚,量多而密集,呈满天星斗状,在较年轻的患者比硬性或软性玻璃膜疣更常见;④钙化玻璃膜疣:随着时间发展,上述三种玻璃膜疣可以钙化,成闪光表现。

(2)大小:临床上可以将玻璃膜疣与视盘旁的大静脉血管宽度(约 125 μm)进行比较,进行玻璃膜疣大小分类。①小玻璃膜疣:是直径<63 μm,小于 1/2 视盘边缘静脉直径,多是硬性玻璃膜疣;②中等玻璃疣,大小在 63~124 μm,主要是软性玻璃膜疣;③大玻璃疣直径≥125 μm,是典型的软性玻璃膜疣。

(3)临床严重程度分级。①一级:眼底没有玻璃膜疣或仅几个(5~15 个)小疣,无任何 AMD 改变。②二级:考虑是 AMD 的早期表现,几个(>15 个)小疣或几个(<15 个)中等疣(软性)、或色素异常(色素增加或脱色素,但没有地图状萎缩),没有其他 AMD 的表现。③三级:中期 AMD,至少出现一个大的玻璃膜疣或中等玻璃膜疣≥20 个或边界清楚的硬性疣≥65 个,有地图状萎缩但没有达到黄斑中心凹。④四级:AMD 晚期,地图状萎缩达黄斑中心凹或出现新生血管性 AMD。

3.种类

(1)老年性玻璃膜疣:即年龄相关性黄斑变性。

(2)家族性显性玻璃膜疣:是脉络膜变性的常染色体显性遗传病,大多数病例是 EFEMP1 基因突变引起。最初 30 岁左右,双眼对称在黄斑和常常视盘周围区域出现黄色或黄白色的圆形斑点,以后数量增加和部分融合,可是硬性或软性玻璃膜疣。在 40 岁以前,多不会有视力改变,在 50～60 岁时,可发展到视网膜下新生血管膜,视力严重下降。

(3)继发性玻璃膜疣:由视网膜或脉络膜血管性、炎性或肿瘤疾病引起。全身性疾病,如慢性白血病,硬皮病,脂肪蛋白质沉积症等也可出现,他们常出现于眼底病变部位或其表面,疣的体积较大,形态多不规则。

(4)视盘玻璃膜疣:视盘表面、视盘内或偶尔在视盘周围的黄白色球形赘生物。由钙化的透明蛋白样物质组成,可能由来自变性轴突排出的粘蛋白和钙的沉积。在儿童期,通常埋在视盘实质内,临床检查不能见到,但引起视盘表面隆起,像视盘水肿。随着年龄增长,逐渐移向表面,常有视野缺损(总的缩小和生理盲点扩大),除非有某种血管并发症,视力一般正常。常影响双眼,男女发病相同,暴露的玻璃膜疣能自发荧光,FFA 容易诊断。

(三)辅助检查

多模式成像是把多种眼底图像检查方法进行组合,更清晰地显示眼底疾病的一种新技术,特别是在眼底疾病的鉴别诊断中发挥着重要作用。它们包括了以下各种检查。

1.FFA

某些玻璃膜疣同荧光素染料结合,在造影晚期呈强荧光,大约 50％玻璃膜疣染色阳性。软性玻璃膜疣和角质性玻璃膜疣一开始就呈点状强荧光,视网膜下疣样沉着物不显示荧光像或极低的荧光。

2.ICGA

在注入造影剂后 2～3 分钟,硬性疣就显出强荧光,一直持续到晚期。在整个造影过程中,软疣都显示弱荧光(比背景还黑)伴一圈细的高荧光环,或保持荧光像不变(与背景荧光像相同)。青年型玻璃膜疣(31～52岁)和老年型玻璃膜疣(＞60岁)的发病机制不同,在 ICGA 有着不同的显示,前者显示为强荧光,后者大多数显示为弱荧光。强荧光为透见荧光,不是染色剂沉着;发生弱荧光的原因是融合的玻璃膜疣和/或 RPE-Bruch 膜复合物的增厚,而不是脉络膜灌注不良。

3.近红外光检查

是利用扫描激光检眼镜(SLO)近红外光反射成像。软性玻璃膜疣的灰度比周围组织更暗,角质性玻璃膜疣显示不太清楚,视网膜下疣样沉着物是黑色点状。

4.眼底自发荧光

大的玻璃膜疣是否自发荧光依赖 RPE 下面疣的改变,软性玻璃膜疣表现疣的中央自发荧光减少,外面围绕一圈稍微增加的自发荧光;角质性玻璃膜疣呈多个点状弱荧光点;视网膜下疣样沉着物是弱荧光点。在出现 RPE 萎缩的区域,与临床上检查相比,自发荧光更明显。

5.OCT

高分辨率的 OCT 对玻璃膜疣具有诊断和鉴别诊断意义。玻璃膜疣位于 RPE 下和玻璃膜之间,呈突起均匀内部反射。软性玻璃膜疣常呈土堆样隆起,单个角质性玻璃膜疣表现为钝头的三角形或扁长形,多个玻璃膜疣排列呈锯齿状,也有表现低平的扁平状疣。钙化的玻璃膜疣表现不同,沉淀的基质呈明显的低反射和不均匀反射,伴有或不伴有一个核心,在病灶下有一个可能是 RPE 产生高反射。玻璃膜疣的突起可引起视网膜光感受器外层局部变薄或丧失,可用于预测对视功能的损害程度。

(四)诊断和鉴别诊断

1.诊断

见到视网膜深层黄色或黄白色点状物,OCT 证实位于 RPE 和玻璃膜之间均质隆起物,可确诊玻璃膜疣。需进一步按疣的大小和形态及辅助检查的结果,进行疣的分类。

2.鉴别诊断

许多眼底疾病可引起视网膜硬性渗出和软性渗出物,如视网膜血管性疾病,可从原发性疾病的表现同玻璃膜疣相鉴别。还有斑点状视网膜疾病,如眼底黄色斑点、眼底白色斑点、白点状视网膜变性和结晶样视网膜变性,这些疾病均有典型的临床表现,通过仔细地询问病史和辅助检查,很容易和玻璃膜疣相区别。然而,一些变性疾病本身就可能伴发玻璃膜疣,应仔细和其他类型的玻璃膜疣相区别。

玻璃膜疣主要和视网膜下疣样沉着物相鉴别,视网膜下疣样沉着物也是AMD的早期表现,大小类似软性玻璃膜疣,白色或微显蓝色,接近黄斑呈点状。在FFA检查从不显影到极低的荧光,近红外光检查比周围组织更暗,在自发荧光检查也成黑点。OCT显示视网膜下疣样沉着物位于视网膜下和RPE上,常常相互融合,故大小在 $25\sim1\,000\ \mu m$,呈锥形。大的视网膜下疣样沉着物可引起光感受器层变形,甚至能突破外界膜。

(五)治疗

位于黄斑以外的玻璃膜疣无须特殊治疗。因位于黄斑区的玻璃膜疣和视网膜下疣样沉着物是AMD的早期表现,应进行预防性治疗。

1.戒烟

抽烟是AMD高度危险因素,因此应劝告患者戒烟。

2.激光

因为用激光光凝中心凹外的玻璃膜疣后,治疗处脉络膜新生血管的发生率增加,现已不提倡用激光方法治疗玻璃膜疣。

3.抗氧化剂

市场上常常有保护视觉的抗氧化剂补品。一篇循证医学研究论文显示,每天补充抗氧化剂没有预防玻璃膜疣发展的迹象。只是在某些人群,如遗传敏感或饮食很少的患者,这些补品才可能起作用。单独服用锌制剂或联合服用抗氧化剂(β胡萝卜素、维生素C和维生素E)有预防玻璃膜疣发展到晚期AMD的效果(仅对至少单个玻璃膜疣 $>125\ \mu m$ 或大小在 $63\sim125\ \mu m$ 的广泛玻璃膜疣有效),但对不严重的玻璃膜疣无效。应当注意β胡萝卜素有可能增加抽烟患者发生肺癌的危险性。

4.他汀类药物

他汀类药物具有降低脂质和抗炎的功效,可减轻玻璃膜疣和AMD的临床表现。但最近的一个大样本的回顾性研究发现,他汀类药物没有预防AMD的作用。

五、先天性静止性夜盲

先天性静止性夜盲(congenital stationary night blindness,CSNB)是一种少

见的遗传性视网膜病变。1838 年由 Cunier 首次报告常染色体显性遗传的法国 CSNB Nougaret 大家系,共 10 代 135 人。之后陆续也有隐性遗传的病例报道。本病主要以视杆细胞功能异常为特征。根据临床表现可分为两大类,即眼底正常的 CSNB 和眼底异常的 CSNB,其中眼底异常的 CSNB 包括小口病、眼底白色斑点。

(一)眼底正常的 CSNB

1.分类及发病机制

(1)分类:本病分类方法较多,按照遗传方式可分为常染色体显性遗传、常染色体隐性遗传、X 连锁隐性遗传 3 种。按照 ERG 特征则分为 Riggs 型 CSNB 和 Schubert-Bornschein 型 CSNB。根据视杆细胞是否存在功能又可将 Schubert-Bornschein 型 CSNB 分为完全型 CSNB 和不完全型 CSNB,是目前较常用的分型方法。

(2)发病机制:1993 年,Dryja 等首次在一常染色体显性遗传的 CSNB 患者上发现编码视紫红质的基因(RHO)突变。随着基因检测技术的成熟,越来越多的突变基因位点已被发现。到目前为止,已经在 Riggs 型 CSNB 患者中检出编码视紫红质的 RHO 基因、视杆 T 蛋白 α 亚单位的 GNAT1 基因、视杆 cGMP 磷酸二酯酶 β 亚单位的 PDE6B 基因突变。这 3 种蛋白均分布在光感受器细胞内,在视觉继发级联放大机制中起重要作用。完全型 CSNB 的致病基因主要是 NYX,编码了 Nyctalopin 蛋白,在人视网膜光感受器、外核层、内核层、神经节细胞层均存在。NYX 突变主要阻止视杆细胞和 AⅡ双极细胞间的信号传递,导致视杆 ON 双极细胞反应(b 波)严重降低。不完全型 X 连锁 CSNB 则主要与编码视网膜特异性L型钙通道的 α_1 亚基的 CACNA1F 基因突变相关。该基因的异常会影响 Ca^{2+} 的内流和光感受器细胞释放神经递质谷氨酸盐,导致光感受器传递到 ON 双极细胞的信号减弱,使 ON 双极细胞处于相对去极化或"光适应"状态,出现 b 波振幅下降和夜盲。

尽管已经在各型 CSNB 中找到不同的突变基因,但是导致静止型夜盲的关键原因始终不清。2009 年有学者提出视网膜上蛋白质离子通道 TRPM1 的缺陷可能是导致夜盲的原因。2012 年在试验中发现视网膜视杆细胞在黑暗中通过释放谷氨酸激活下游双极细胞树突上的谷氨酸受体,导致 G 蛋白 βγ 亚基关闭 TRPM1 通道,出现夜盲。在光照情况下 βγ 抑制作用则被解除,TRPM1 通道开放,产生对光反应。此研究证明了 TRPM1 基因可能是 CSNB 的关键基因,为未来采用基因手段治疗先天性静止性夜盲提供了坚实的理论基础。

2.临床表现

(1)症状与体征:主要症状为夜盲,为先天性,终生静止不变。光线明亮处视力、视野、色觉均正常,眼前节、眼底均无异常,视网膜与视盘外观无异常表现,视网膜可有白点状改变。部分完全型 CSNB 和不完全型 X 连锁 CSNB 患者还可合并有近视、眼球震颤和斜视。

(2)辅助检查:主要为 ERG 检查,表现为暗适应曲线和全视野 ERG 的异常。①Riggs 型 CSNB:最大混合反应的 a 波和 b 波均下降,但 b 波幅值仍大于 a 波幅值。暗适应通常只表现为视锥支而无视杆支。无视杆细胞反应,视锥细胞反映幅值和时值相对正常。明视正常或接近正常。② Schubert-Bornschein 型 CSNB:特征性改变为最大混合反应有正常振幅的 a 波,但有一个幅值明显低下的 b 波,b 波波幅小于 a 波波幅(负性波)。

3.诊断和鉴别诊断

(1)诊断要点如下。①症状:暗光下视力不良行动困难,而在明处行动正常的夜盲症状患者。②光线明亮处视力、视野和色觉均正常,眼前节和眼底均无异常。③暗适应曲线异常:全视野 ERG 的暗视 a 波和 b 波下降甚至无波,或 a 波正常、b 波降低甚至出现负波反应。

(2)鉴别诊断:需与其他原因导致的夜盲性疾病相鉴别。①原发性 RP:本病有夜盲症状,但眼底往往有相应的色素改变,具体类型不同眼底表现也不尽相同;病情随年龄增长而进展,光照下视力也会逐渐下降。②维生素 A 缺乏症:维生素 A 缺乏可引起夜盲,同时伴有皮肤干燥和粗糙、四肢伸侧圆锥形毛囊角化性丘疹、角膜干燥和软化等表现。此病现已少见,可通过补充维生素 A 进行治疗。

4.治疗

尚无有效治疗方法。

(二)眼底异常的 CSNB

小口病和眼底白色斑点均属于常染色体隐性遗传病,眼底具有特征性的改变。这两种疾病在大于 4 小时的暗适应后可以获得正常的 ERG。

1.小口病

于 1906 年首先由小口忠太报道,合本重次郎于 1911 年命名。本病罕见,日本多见,我国报道极少。

(1)病因与发病机制:发病机制尚不清楚。目前认为这是一种常染色体隐性遗传疾病,病变基因位于 2 号染色体的抑制蛋白基因 309 密码子中 1147 核苷缺失。本病可能与 *arrestin* 基因和视紫红质激酶基因突变有关,大多数双亲有血缘关系。视细胞外端有一种退行性变产物,含有聚集成堆的色素颗粒,存在于 RPE 和视细胞之间,视黄醛和视蛋白生成过多导致眼底特殊形态。在暗适应后,该层色素颗粒退回到 RPE 内,视黄醛和视蛋白被视紫质代替,出现水尾现象。本病患者实际上是有一定的视杆细胞功能,但是这些细胞需要很长时间暗适应,比如数小时才能恢复其暗视功能,而微弱的光线又可以很快抑制其暗视功能,因此这类视杆细胞很难有实际的功用。

(2)临床表现。①症状:双眼发病,明视觉和色觉基本正常,夜间或光线较暗的环境中视功能下降。②体征:主要为眼底改变。视盘颜色正常,周围可见一圈暗影。血管一侧常有暗影,另一侧有白色反光。视网膜呈特殊的金黄色或灰暗色调,也有呈金属样色调。双眼暗适应 2 小时后眼底恢复正常橘红色,即水尾氏现象。③辅助检查:视野正常或有缩窄,色觉基本正常,暗适应和 ERG 可有异常,表现为正常的视锥支和延长的视杆支,但大于 4 小时的暗适应后可获得正常的 ERG。

(3)诊断:本病的临床特征为双眼发病,先天性静止性夜盲,眼底呈特殊的水尾现象。

(4)治疗:本病尚无有效治疗方法。

2.眼底白色斑点

眼底白色斑点或白点状眼底是双眼底出现弥漫性均匀的白色圆点,伴暗视力明显下降,而明视力和色觉基本正常。

(1)病因与发病机制:发病机制尚不清楚,可有家族史,是一种常染色体隐性遗传病,可能与 11-顺视黄醛脱氢酶即 $RDH5$ 基因突变有关。近来也有学者认为和 $RLBP1$ 基因突变有关,最终导致视网膜变性。患者的感光视色素再生明显减慢,而出现相应的 ERG 改变和静止性夜盲的临床表现。

(2)临床表现。①症状:双眼发病,视力一般正常,有夜盲者表现为先天静止性。②体征:主要为眼底改变。眼底散在的白色小圆点状病变,大小较均一,主要位于后极部至赤道部,但黄斑中央始终不受侵及。白色小点之间无色素沉着,视盘及视网膜血管也无改变。

(3)辅助检查。①视野:正常。②色觉:基本正常。③FFA:全视网膜散在点状透见荧光,与斑点无明显对应关系,无荧光素渗漏。④眼底自发荧光:往往显示为点状的强荧光信号。⑤OCT:眼底白点对应处往往表现为从 RPE 水平延伸至椭圆体(IS/OS)带的大小、性质均一的病灶。⑥电生理检查:显示暗适应时间延长,ERG 波幅降低,EOG 无波峰,若患者接受 4 小时以上暗适应,则所有指标正常。

(4)诊断与鉴别诊断:根据眼底的特殊改变和 ERG 特征性改变可诊断,需与以下疾病进行鉴别诊断。①结晶样视网膜变性:又名 Bietti 结晶样视网膜变性,患者 20～40 岁发病,常双眼受累,进行性视力下降,可有夜盲。色觉早期正常,晚期可有色盲,视野缺损。眼底特征为视网膜各层散布的黄色和结晶样圆形或多角形闪光亮点,可累及黄斑区。随病情进展 RPE 和脉络膜毛细血管逐渐萎缩,晚期视神经萎缩,血管变细。ERG 可表现为轻度、中度、重度异常甚至无波形,患者长时间暗适应后以上指标不能恢复正常。②白点状视网膜变性:为慢性进行性眼病,患者幼年时有夜盲,中心视力减退,视野向心性缩小,有色觉障碍,眼底可见大小不一的白色类圆形小点。随年龄增长症状加重,眼底可出现 RPE 萎缩和色素沉着,晚期视盘色泽变淡,视网膜血管变细。ERG 或 EOG 检查波形减低或消失,患者长时间暗适应后以上指标不能恢复正常。白点状眼底是一种非进行性疾病,属于静止性夜盲。ERG 在明视条件下减弱,但经过 1～12 小时暗适应其暗视 ERG 变为正常。EOG 也有类似改变。因此在鉴别这两种疾病时候,一定要有足够的检查时间。同时白点状眼底的白色点状病灶分散更广,而且不表现出萎缩性改变。

(5)治疗:本病尚无有效治疗方法。

六、先天性黑蒙

先天性黑蒙是一种少见的婴幼儿先天性盲的严重遗传性视网膜疾病,1869 年由 Theodor Leber 首先报道,故又名 Leber 先天性黑蒙(Leber congenital amaurosis,LCA)。本病常染色体隐性遗传,偶有显性遗传,是导致儿童先天性双眼盲的主要遗传性眼病(占 10%～20%),患儿出生时或出生后不久出现失明或严重视力损伤,其父母或祖代多有近亲联姻史。

(一)病因与发病机制

本病为多基因致病,各种视网膜功能相关基因突变引起相关蛋白、细胞结构功能异常而导致视功能严重丧失。近年来研究已发现 15 种 LCA 的致病基因,功能涉及视网膜内维生素 A 的代谢循环(RPE65、LRAT、RDH12)、视网膜光信号向电信号传导过程(GUCY2D)、蛋白转运和正常分布(AIPL1、RPGRIP1、CEP29)、视网膜光感受器细胞的分化和发育(CRX)和光感受器结构形态发育(CRB1)等。其中 RPE65、GUCY2D 等研究最为深入和成熟。

1.RPE65

RPE65 是 RPE 基因,在 RPE 细胞上编码一种相对分子质量为 65 000 的重要蛋白质,参与视黄醛等物质循环、视色素视紫红质再生等关键过程,其突变导致的 LCA 占所有 LCA 的 6%。若缺乏该基因编码的蛋白质,则 11-顺式视黄醛缺失,以致视杆细胞对光照刺激不起反应。视网膜视杆细胞负责暗光下的视力,若视杆细胞变性,患者暗光环境下视力明显减退(夜盲)。视锥细胞功能不依赖 $RPE65$ 编码的蛋白质,部分 LCA 患者在儿童时期会存有一些通过视锥细胞维持的视功能。因此 $RPE65$ 所致的 LCA 视力损害相对于 $GUCY2D$ 损害较轻,白天视力尚可,夜盲明显。

2.GUCY2D

$GUCY2D$ 基因表达于视网膜视锥、视杆细胞核及内节中,编码膜鸟苷酸环化酶 1,可催化三磷酸鸟苷(GTP)转变为鸟嘌呤核糖苷-3',5'-环磷酸酯(cGMP),促进 Ca^{2+} 内流以维持细胞内的 Ca^{2+} 浓度。此基因突变可导致 cGMP 持续处于低水平,细胞内 Ca^{2+} 浓度降低,使得光感受器细胞长期处于超极化状态,导致细胞变性和功能障碍。

(二)临床表现

临床表现分婴儿型和少年型。

1.婴儿型

(1)症状:患儿出生时或出生不久即已失明,不能注视,不能追光,有指眼征(重复性将手指或指关节深深按压眼球或眼窝,可能引起光感和闪光点)。

(2)体征。①眼球凹陷:指眼征可致患儿眶周脂肪萎缩,眼球内陷。②眼球震颤:患儿可有钟摆样震颤。③瞳孔对光反射迟钝:又称黑蒙性瞳孔。④眼底改变:眼底早期无明显异常。经过一段时间后,眼底周边出现小白点及色素颗粒,呈椒盐样外观,色素颗粒不断增生融合成骨细胞状。视网膜血管变细,视盘蜡黄色,RPE 和脉络膜毛细血管层萎缩,暴露出脉络膜大血管,形成弥漫性脉络膜萎缩样眼底,甚至形成白化病样眼底。⑤其他:本病可伴有圆锥角膜(指眼征亦可致圆锥角膜)、发育迟缓及神经系统异常等。

(3)辅助检查:ERG 表现为 a、b 波平坦甚至消失,具有诊断意义。

2.少年型

(1)症状:患者 5~6 岁时视力严重下降,30 岁左右完全失明,常伴有夜盲或畏光等表现。

(2)体征。①眼球凹陷:成年患者指眼征可消失,但常遗留有眼球凹陷。②眼球震颤:是 LCA 患者普遍具有的体征,呈钟摆样、水平或徘徊样。③瞳孔对光反射迟钝:因视网膜功能严重异常,瞳孔对光反射往往迟钝甚至消失。④屈光改变:患者常伴有屈光不正,多为高度远视。⑤眼底改变:眼底表现多样,早期可完全正常。也可表现为视盘水肿,黄斑牛眼状病变,黄斑缺损,后极部灰白色斑点,无特征性眼底改变。多数病例周边部网膜有椒盐样改变;少数病例,即使已完全失明而眼底仍保持正常外观。

（3）辅助检查:ERG 表现为 a、b 波平坦甚至消失,具有诊断意义。

（三）诊断和鉴别诊断

1.诊断

本病目前尚无统一的诊断标准,大多研究中采用的诊断标准:6 个月龄以下严重视力损伤或盲、眼球震颤及瞳孔反射迟钝、ERG 消失或严重降低。也有人认为眼底、屈光度、畏光、夜盲和指眼征可以作为 LCA 的诊断要点。

2.鉴别诊断

本病较为少见,症状及体征特异性不强,易被漏诊和误诊。尤其是一些同样具有眼球震颤、夜盲等症状的疾病,常需要根据 ERG 进行鉴别。

（1）先天性静止性夜盲:白天中心视力较好且视力多稳定,晚上视力障碍,多为高度近视,ERG 检查视杆细胞反应消失,但视锥细胞反应波正常。

（2）完全性色盲:此病患者明显畏光,有眼睑痉挛,ERG 检查视锥细胞反应减弱或消失,视杆细胞反应波可正常。

（3）早发型 RP:在两岁时已经出现中期 RP 症状,ERG 为平坦型。此类 RP 有时很难与 LCA 鉴别。

（4）白化病:白化病可有畏光、眼球震颤等症状,眼底视网膜色素脱失可透见脉络膜大中血管,并伴有皮肤的色素异常。

（四）治疗

本病尚无有效方法。近年研究多集中于基因治疗,同时细胞移植及药物替代疗法也在进一步的研究中。

1.基因疗法

基因治疗是通过向患者光感受器细胞内导入无缺陷的基因序列,来增加其细胞内正常的、有功能的蛋白质数量的一种治疗方法。目前 LCA 的基因治疗大多处于动物模型为治疗对象的临床前期研究阶段,少数研究则进行到了 1 期临床试验阶段。2008 年,美国和英国的 3 个研究小组通过腺病毒载体将 RPE65 基因序列导入 LCA 患者的视网膜下腔,发现患者微视野及低照明下视力、视觉运动等视功能得到不同程度的改善。此次临床试验的成功,给日后 LCA 的基因治疗带来了极大希望。但基因导入需在受者光感受器细胞尚未完全变形坏死、细胞尚能分化之前进行,在疾病晚期进行基因治疗是否有效尚无定论。

2.光感受器细胞/RPE 细胞移植

若 LCA 患者视网膜内层功能正常,将基因型无缺陷的光感受器细胞或 RPE 细胞移植到患者视网膜,则有可能修复功能异常的基因缺陷细胞。尽管目前已有研究证实未成熟的视细胞植入 RP 动物的视网膜下腔能够存活,但很少观察到它们与内层视网膜建立联系,且移植细胞是否能长期存活而不被排斥也是问题之一。

3.药物

药物可通过多种途径对 LCA 进行干预,如对 RPE65 基因突变所致的 LCA 试验动物补充缺乏的11-顺式视黄醛,可以观察到视杆细胞生理功能的改善,但长期疗效尚不清楚,且此类患者维生素 A 代谢障碍会导致具有细胞毒性作用的产物积聚,加重病情。此外,还有补充神经营养因子以保护光感受器细胞、钙通道阻滞剂保护视杆细胞等,但仍不成熟。

第三节 视网膜脱离

视网膜脱离(retinal detachment,RD)是指视网膜神经上皮层与视网膜色素上皮(RPE)层的分离。根据发病机制,RD 被分为 3 种主要类型:裂孔性视网膜脱离、牵拉性视网膜脱离和渗出性视网膜脱离,它们的共同特征是视网膜下腔聚积了异常的液体。近年来,由脉络膜病变引起的出血病例剧增,大量出血进入视网膜下腔,引起视网膜"实性"脱离。这种视网膜脱离在发病机制、临床表现和处理上均有其独特性。因此,在 RD 的新分类中,增加了第四种类型"出血性 RD"。本节将简要介绍各种类型 RD 的发生机制、临床表现、诊断和鉴别诊断及处理。

一、裂孔性视网膜脱离

裂孔性视网膜脱离(rhegmatogenous retinal detachment,RRD)又称孔源性视网膜脱离,是因为视网膜产生了破孔,玻璃体腔内的液体进入视网膜下腔引起。在本节内,裂孔性 RD 是特指原发性 RRD,是原因不明的 RRD;而有着明显原因引起的 RRD,称继发性 RRD 或简称孔源性 RD。继发性 RRD 包括了一大类疾病,如外伤性、炎症性、牵拉性、先天性和手术引起的 RRD 等,在处理孔源性

RD的同时,还要处理原发疾病。在本节仅以原发性RRD为例进行讨论,继发性孔源性视网膜脱离在其他原发疾病内均有论述。

(一)病因与发病机制

发生RRD的三要素:玻璃体变性、视网膜受到牵拉和存在视网膜裂孔,引起RRD必须包括这三种因素。临床上常见到单发视网膜裂孔不一定导致视网膜脱离,即使玻璃体液化,在没有牵拉也不会发生视网膜脱离。RRD的易感人群为高度近视眼、白内障手术后、老年人及眼外伤。

1.玻璃体变性

表现为玻璃体液化、凝缩、脱离和膜形成等彼此相互联系的病理性改变。玻璃体变性的症状包括闪光感和眼前漂浮物,闪光感是因为玻璃体牵拉周边部视网膜引起。眼前漂浮物则是由于玻璃体积血、玻璃体胶原的浓缩,特别是神经胶原组织从视盘上或视盘旁撕脱所致。

2.玻璃体视网膜牵拉

玻璃体视网膜牵拉是一种力量,通常发生在玻璃体和视网膜牢固粘连处。

(1)动态牵拉:由眼球转动带动玻璃体的一种惯性运动、玻璃体后脱离朝前移和重心引力玻璃体向下坠的力量。在临床上见到的马蹄形裂孔均是由后向前的撕裂和上半视网膜裂孔多见就说明这种动态牵拉力的存在,它在RRD形成中起着重要的作用。

(2)静态牵拉:不依赖眼球运动,而是玻璃体本身收缩。玻璃体皮质收缩在圆形裂孔发生机制中起着作用;玻璃体增生机化膜收缩产生牵拉,在牵拉性视网膜脱离和增生性玻璃体视网膜病变(PVR)的致病机制中起到重要的作用。

3.视网膜裂孔形成

与视网膜原已存在的格子样变性、囊性视网膜突起和玻璃体斑有关,这些可能引起视网膜裂孔的早期视网膜病变统称为"裂孔前期病变"。

(1)视网膜格子样变性:视网膜本身原因不明的变薄,变薄的视网膜很容易出现圆孔、或在玻璃体的牵拉下出现马蹄样裂孔。

(2)囊性视网膜突起:周边视网膜表面的颗粒状或束状病灶,常有色素沉着。可引起马蹄形视网膜裂孔。

(3)玻璃体斑:在视网膜表面形成的边界清楚、白色不透明的突起组织,圆形或椭圆形,一般直径0.5～1.5 mm大小,与视网膜牢固粘连,长期对视网膜的牵拉引起视网膜萎缩性圆孔。

4.裂孔性视网膜脱离的易感因素

(1)近视眼:近视眼的患者有较高发生 RRD 风险。屈光度越高,视网膜脱离的风险越高。近视眼患者一生发生视网膜脱离的风险为 0.7%～6%,而正视眼的人仅为 0.06%。超过 40% 的视网膜脱离发生在近视眼。近视眼容易发生 RRD 的准确发病机制还不清楚,比较合理的解释是近视眼的眼轴前后径变长,视网膜受到前后方向的牵拉,容易在视网膜比较薄弱的周边部形成裂孔。另外,高度近视眼的玻璃体液化和后脱离均较正常人出现的早和更严重,视网膜容易受到玻璃体的牵拉而出现裂孔。

(2)白内障手术:白内障术后发生 RRD 的危险性为 1%～5%,是有晶体眼对照组的 6～7 倍。白内障摘除和/或人工晶状体植入术后,眼内容积发生变化,玻璃体前移和活动度增加,容易对周边视网膜和基底部视网膜产生牵拉,在玻璃体与视网膜牢固粘连的部位引起视网膜裂孔。Nd:YAG 激光晶状体后囊切开后发生 RRD 危险性也增加。

(3)眼外伤:外力作用眼球,瞬间引起眼球剧烈变形,将视网膜撕破。开放性眼外伤,异物和锐器直接刺破视网膜或眼球破裂伤视网膜直接脱出眼外,均可引起外伤性视网膜脱离。眼球穿通伤口玻璃体脱出到伤口外,导致增生机化而牵拉视网膜,也是外伤后视网膜脱离的原因之一。

(4)裂孔性视网膜脱离的对侧眼:一眼有非外伤性视网膜脱离史患者的对侧眼发生 RRD 的危险性增加 9%～40%,这是由于病理性的玻璃体视网膜改变通常是双侧性的。

(5)其他:还有一些少见的原因也可引起孔源性视网膜脱离,如视网膜劈裂、视网膜坏死等。

(二)症状

视网膜脱离是一种无痛性视力下降,出现的症状可以是急性、也可以是慢性过程。部分患者可没有任何症状,只是偶尔遮住健眼或常规检查时被发现有视网膜脱离。

1.眼前黑影

眼内玻璃体失去无色透明性引起的一种内视现象(患者见到自己的眼内结构),当眼前黑影突然增多时,有时像"下雨"或"烟雾"一样,影响视力,可能是视网膜裂孔形成时撕裂血管引起的出血,应考虑为视网膜脱离的前驱症状。

2.闪光感

玻璃体牵拉视网膜引起的闪光感,在与视网膜牢固粘连部位刺激感受器或视网膜撕裂引起。

3.视野缺损

在视野范围内出现黑幕遮挡,逐渐扩大。引起黑幕的病变在视网膜上的位置正好与人感觉到的方向相反,如下方黑影,病变在视网膜的上方,左边黑影,病变在视网膜的右边,如此类推。

4.视力下降

当视网膜脱离累及黄斑,出现视力下降,少数情况是泡状视网膜脱离遮盖黄斑区造成。根据视网膜脱离的速度不同,可表现不同类型的视力下降。视网膜脱离缓慢,可感觉不到视力下降,仅当遮盖健眼时,才发现。在极浅的黄斑区脱离,仅出现视物变形,不散瞳检查,易误诊为"中心性浆液性脉络膜视网膜病变"。大的马蹄形裂孔或巨大 RRD,往往在数小时或几天内患者视力就下降到手动或光感。

(三)体征

1.眼前段改变

一般眼部无充血。

(1)虹膜睫状体炎:大部分患者房水闪辉和浮游细胞中度阳性(＋＋),与裂孔引起的血视网膜屏障功能损害有关。伴有脉络膜脱离患者,可出现前房和瞳孔区纤维素样渗出物。长期慢性视网膜脱离患者,可出现瞳孔后粘连。

(2)眼压降低:RRD 形成以后,房水流出路径增加,跟正常眼相比通常降低 0.7 kPa(5 mmHg)左右。如果眼内压低于正常,就要考虑有脉络膜脱离。如果患者原有青光眼,眼内压突然降低,可能是发生了视网膜脱离。相反,视网膜脱离有正常或偏高的眼内压,可能原来就患有青光眼。

(3)晶状体震颤:眼球运动时出现的晶状体晃动,可同时伴有虹膜震颤和前房加深。多发生在 RRD 合并脉络膜脱离患者,因睫状体脱离,晶状体悬韧带松弛,晶状体活动度增加引起。脉络膜脱离引起后房压力低于前房时,晶状体和虹膜后退,前房就加深,虹膜失去晶状体的支撑而出现震颤。

(4)烟草尘:用裂隙灯可见到玻璃体前段有棕色的色素颗粒,类似烟草颗粒散布在玻璃体内。由视网膜裂孔形成后,视网膜色素上皮细胞游走到玻璃体腔引起。

2.眼后段改变

(1)玻璃体改变:年轻人玻璃体多透明无液化,在高度近视和年纪稍大的患者,玻璃体多有液化腔隙,玻璃体混浊多在"＋＋"内;部分患者可见到玻璃体完全后脱离的 Weiss 环。

在伴有玻璃体内积血的患者,早期可见到红色尘状或块状混浊,越往下方越明显。时间稍久,血色素吸收后变成黄白色幕布状,位于下方玻璃体腔内,影响观察下方周边眼底。

(2)视网膜裂孔:在视网膜脱离范围内,可见到圆形、马蹄形或长条形裂孔。由于脱离的视网膜显灰白,裂孔透过脉络膜颜色呈红色。圆形裂孔多位于格子样变性内或两端,也可是孤立存在,由马蹄形裂孔转变而来的圆形裂孔带有游离盖,游离盖的位置随玻璃体运动而改变。马蹄形裂孔的开口朝前,尖端朝后,形如马蹄掌,是玻璃体牢固粘连点撕裂视网膜引起。前瓣因有玻璃体牵拉而翘起,后瓣因很快有纤维增生出现向眼内的卷边。少数马蹄形裂孔可见到骑跨的裂孔前后缘之间的视网膜血管,叫视网膜血管撕脱。马蹄形裂孔可位于视网膜格子样变性内或孤立存在。长条形裂孔多是大于一个钟点或巨大裂孔患者,呈环形方向的撕裂孔,很少是前后方向的裂孔。

视网膜裂孔可位于视网膜任何部位,但以赤道部以前的裂孔多见。后极部裂孔最多见是黄斑圆孔,其次是位于血管旁或脉络膜萎缩变性的边缘处的裂隙状孔(条状孔)。裂孔可是单个或多发,位于眼内不同位置,既可是在视网膜脱离范围,也可是远离视网膜脱离区域。大的裂孔很容易观察到,小裂孔和靠近锯齿缘的裂孔不容易观察到。还应注意玻璃体基底部内、睫状体平坦部,甚至睫状突上皮裂孔。可通过压陷单面镜来检查这些基底部以前的裂孔。

(3)视网膜脱离:视网膜隆起于眼球壁,早期可位于眼底某个象限,逐渐累及到全眼底,黄斑裂孔引起的视网膜脱离从后极部开始。新鲜脱离的视网膜呈灰白色不透明,表面平滑和起皱的外观,有些可有脱离的视网膜内白色点状物。浅脱离不会随眼球运动而漂浮,中度和高度脱离随着眼球的运动有漂浮。当视网膜前的玻璃体增生牵拉,将视网膜拉在一起形成"星形"和环形固定皱褶状,视网膜漂浮随之消失。进一步发展,脱离的视网膜以视盘为顶点,向前呈喇叭形,表现为宽漏斗形、窄漏斗形或闭斗形。在闭斗形,视网膜粘在一起呈索状,看不到视盘。此时的玻璃体增生机化明显混浊,视网膜形成粗大的放射状固定皱褶,在赤道部或周边部形成环形皱褶。基底部玻璃体的牵拉,可拉周边视网膜向前移位,甚至可和睫状体平坦部粘连。

慢性视网膜脱离具体时间界限尚无准确定义,但在临床上具备视网膜表面增生不明显、伴有视网膜下水渍线或有视网膜内巨大囊肿,多见于年轻人,或下方小裂孔、基底部内裂孔或睫状体上皮裂孔。视网膜脱离多位于下方,视网膜变薄,呈轻度或中度隆起。视网膜下水渍线呈黄白色或带有色素,同心圆排列,即以裂孔为中心逐步向上方扩展。形成一条水渍线的时间大约是 3 个月,当视网膜脱离突破老的水渍线后,在新的脱离边缘处再形成一条。也有一些慢性视网膜脱离患者,视网膜下增生条索没有这种规律。在脱离半年以上的病例,可出现继发性视网膜内囊肿,可单个或多个,多位于裂孔附近,其他部位也可见到。

(四)视网膜脱离的自然病程

1.进展型

发生在绝大多数病例,视网膜脱离没有经过治疗常继发白内障、葡萄膜炎、虹膜红变、低眼压和最终的眼球萎缩。

2.缓慢型

不进展发生在少量病例,视网膜脱离的状态可以保持很多年,或者不明确,或者有固定的水渍线。

3.恢复型

非常罕见,但也确实有少量的视网膜脱离可以自发复位,特别是患者接受长期的卧床休息。

(五)辅助检查

1.超声波检查

对屈光间质不清和/或低眼压患者,必须做 B 型超声波检查,了解有无视网膜脱离和是否有脉络膜脱离及其脱离性质。活体超声显微镜检查(UBM)的分辨率较 B 型超声波高,有条件的单位要做 UBM 检查,可发现 B 型超声波不能发现的极浅的视网膜脱离和周边部视网膜脱离。根据睫状体的 UBM 图形,可分为睫状体水肿、睫状体脱离和睫状体上腔出血。

2.OCT

OCT 主要用于黄斑部检查,可清楚地显示黄斑裂孔、黄斑板层裂孔、黄斑囊样水肿、黄斑劈裂和黄斑前膜等。

(六)诊断和鉴别诊断

眼底检查发现视网膜裂孔和视网膜脱离,可确诊 RRD 或孔源性视网膜脱离。在屈光间质不清患者,可通过典型的 B 型超声波图形确诊视网膜脱离,但必须和视网膜劈裂症、中心性浆液性脉络膜视网膜病变、葡萄膜渗漏综合征、大泡状视网膜脱离等疾病相鉴别。

(七)治疗

迄今为止,RRD仍以手术治疗为唯一手段,简单RRD成功复位率95%以上,有时需要不止一次治疗。

(八)预防

据统计,视网膜脱离手术后首次手术失败率10%～20%,再次手术失败率占5%。即使手术成功和视网膜解剖复位,最好视力恢复≥0.4者大约只占50%。因此,RRD的预防就显得意义重大。RRD的预防就是通过常规临床检查,对患有玻璃体后脱离、视网膜格子样变性、视网膜裂孔或具有其他引起RRD的危险因素进行评估、诊断和治疗,以达到预防由于视网膜脱离引起的视力下降和视功能障碍。

引起RRD的危险因素包括裂孔前期病变、玻璃体对视网膜的牵拉和视网膜干孔,对正常眼(或患眼的对侧眼)进行常规散瞳检查眼底,是发现这些危险因素的唯一途径。一旦发现眼底存在这些病变,应立即用激光封闭这些病变,用两排连续激光斑围住这些病变。在没有眼底激光机的单位,可在显微镜直视下冷凝这些部位。

即使进行了恰当的激光治疗,视网膜脱离仍有可能发生。牵拉的持续存在和出现新的牵拉,甚至出现新的格子样变性,仍然有发生RRD的可能,因此,患者应按照医师的嘱咐,定期到医院复诊。一般来说,光凝后眼底白色激光斑在5～7天完全消失,以后出现色素沉着,需要半月到一个月。见到明显围绕病变的激光斑色素沉着后,可延长到半年到一年复诊一次。

二、牵拉性视网膜脱离

牵拉性视网膜脱离(tractional retinal detachment,TRD)是玻璃体增生性病变对视网膜拖曳引起的视网膜神经上皮层与RPE分离。TRD病程缓慢,早期患者可无任何症状,当牵拉达一定程度或一定范围导致视网膜脱离时,才会出现视力下降或视野缺损。

(一)病因与发病机制

1.病因

TRD由多种原因引起,最常见是血管性疾病,其他原因包括眼外伤和手术、炎症和肿瘤性疾病等。他们的共同表现是在玻璃体内形成白色机化膜和与视网膜牢固粘连,膜的收缩,牵拉视网膜脱离呈帐篷状外观和局限性视网膜脱离。有些眼,增生纤维膜的牵拉导致了视网膜裂孔(通常是小的和位于后极到赤道之间)。在这种情况下,TRD 的典型的形状呈现 RRD 的典型外观,称之为牵拉RRD(tractional rhegmatogenous retinal detachment,TRRD)。

2.发病机制

(1)血视网膜屏障功能被破坏:血管性、炎症性、肿瘤性、外伤和内眼手术发生 TRD 的发病机制。血视网膜屏障被破坏的表现可是血管阻塞、扩张和/或渗漏增加,大量血管内的各种成分进入到视网膜内、玻璃体腔和/或视网膜下腔,就触发了组织修复反应。有大量的各种细胞、炎症因子和生长因子参与。这种组织修复的病理生理过程与身体其他部位损伤后修复完全一样,只不过发生在眼内的组织结构特殊,最终的纤维修复(瘢痕)收缩,导致 TRD。

(2)玻璃体伤口嵌顿:开放性眼外伤、白内障手术和玻璃体手术均能产生玻璃体伤口嵌顿并发症。在巩膜伤口修复过程中,嵌顿在巩膜伤口的玻璃体成为纤维组织进入眼内的通道,导致伤口附近的基底部玻璃体完全机化成白色纤维膜,紧密粘连在基底部和睫状体表面。膜的收缩,对与玻璃体牢固粘连的基底部或周边部视网膜产生牵拉,导致视网膜向前移位的视网膜脱离。

(3)玻璃体异常增生或粘连:永存原始玻璃体增生症是原始玻璃体残留引起的 TRD,在玻璃体基底部形成环形白色机化膜,一般中心部位较厚和较宽,达晶状体后,位于眼球下半部任何方位,向两边逐步变薄变细,也可与后面机化玻璃体相连续,牵拉视网膜放射状隆起。玻璃体的变性,由凝胶样转变成纤维样,具有了一定的收缩功能,与视网膜牢固粘连的部位产生牵拉,刺激视网膜内的胶质细胞移行到视网膜表面和玻璃体内,增生并收缩,导致 TRD。

3.牵拉视网膜的类型

(1)环形收缩牵拉:增生的纤维膜在视网膜表面沿赤道方向收缩引起放射状视网膜脱离皱褶。最常见于赤道部和基底部两个区域,赤道部环形收缩在收缩嵴的前后均形成放射状视网膜皱褶,基底部收缩仅在周边部视网膜形成放射状视网膜皱褶。

(2)前后收缩牵拉:增生纤维膜在视网膜表面前后方向收缩引起的环形视网膜脱离皱褶,一般仅在基底部见到,在基底部形成视网膜凹槽、视网膜睫状体粘连和/或视网膜虹膜粘连。偶尔见到从周边视网膜甚至赤道部视网膜到基底部的视网膜凹槽,如 ROP 第 5 期。

(3)垂直收缩牵拉:垂直于视网膜平面的牵拉力,可分解成 3 种垂直牵拉力。①跨玻璃体腔牵拉,是玻璃体后皮质向前脱离到赤道部附近并机化收缩,将后皮质绷紧,对视网膜产生向眼球中心的牵拉力;②由于眼球的弧面,视网膜表面膜的收缩均产生一种垂直向眼球中心的合力;③玻璃体皮质与视网膜点状或局灶性紧密粘连,玻璃体后脱离或运动,对视网膜产生一种垂直向内的拉力。这第三种牵拉力最常见于增生性糖尿病视网膜病变(PDR)和黄斑部牵拉性疾病,形成的视网膜脱离成帐篷状,也可是牵拉黄斑区劈裂。

(4)吊床样牵拉:以上3种牵拉都是视网膜前的收缩,位于视网膜后(下)的增生膜也可对视网膜产生牵拉,纤维增生组织从视网膜后(下)收缩牵拉,使得视网膜不能复位,脱离视网膜形态呈吊床样。最常见的是索状视网膜下增生,而网状和膜状视网膜下增生就不典型。

这4种牵拉视网膜的类型只是增生膜收缩的分解动作。在临床上,真正膜的收缩是全方位的,完全依据当时增生膜附着的位置,可以环形、前后、斜形和垂直收缩都同时存在,视网膜被收缩的表现是各个收缩力综合的结果。偶尔,玻璃体视网膜牵拉引起牵拉性视网膜劈裂而不引起视网膜脱离。

(二)临床表现

1.症状

因为玻璃体牵拉是一个缓慢过程,且没有相关的急性玻璃体后脱离,所以闪光感和漂浮物常常不存在。这种状况一直维持数月到数年。当病变涉及黄斑区时,出现中心视力的下降。有原发疾病者,可很早就影响黄斑功能,视力下降的症状出现较早和严重。

2.体征

(1)玻璃体改变:依眼底疾病的不同,可有部分或全部玻璃体后脱离。玻璃体可是透明,或雾状混浊、或出血性混浊,也可是浓缩改变,严重的玻璃体炎症或积血可致眼底窥不清楚。玻璃体腔的机化膜呈白色,可是一层位于视网膜表面的膜,和视网膜紧密粘连,在后极部视网膜前膜周围,脱离的玻璃体皮质向前如同下垂的桌布,称之为桌布样视网膜前膜;如果是某个象限和视网膜紧密粘连的视网膜前膜,称之为板状视网膜前膜。视网膜前膜也可是条索放射状,既可是位于后极部,也可是位于中周部和基底部。大多数增生膜为新生血管膜,少部分(如PVR膜)不含有新生血管。

(2)视网膜脱离:TRD的血管向牵拉方向移位,形态僵硬,无移动性,无视网膜裂孔。视网膜脱离的形态各异,最典型的是帐篷状脱离,向玻璃体腔牵拉的机化膜与帐篷的顶部粘连,脱离的视网膜表面凹陷。帐篷状视网膜脱离常位于赤道以后,可是一个或是多个孤立存在,也可是多个融合而成。脱离仅限于牵拉附近,常不扩展到锯齿缘。不典型的 TRD 常见周边部增生组织的牵拉引起,表现为黄斑异位、条索状和放射状视网膜皱襞。玻璃体基底部的增生牵拉,可仅表现后极部视网膜浅或中等脱离,而周边部视网膜前移位,甚至和睫状体平坦部粘连。长期慢性的玻璃体牵拉,即可引起视网膜脱离,也可引起视网膜劈裂。

长期的玻璃体牵拉,可在与视网膜牢固粘连处(也可是激光斑处)形成视网膜裂孔,视网膜脱离范围迅速增大,称牵拉 RRD。形成的裂孔多位于后极部,表现为裂隙状或不容易发现的小裂孔。尽管存在视网膜裂孔,但这些脱离通常不是泡状,而呈帐篷样外观。它们倾向保持局限性脱离,少数病情严重者可发展成全视网膜脱离。长期的牵拉 RRD,可在视网膜下形成增生条索。牵拉 RRD 常见于 PDR 和穿通性眼外伤等。

3.辅助检查

(1)FFA:对 TRD 的病因诊断有帮助,只要屈光间质透明,常规做 FFA,可显示很多具有确诊意义的阳性表现。

(2)超声波检查:对屈光间质混浊患者,B 型超声波检查,有利于了解玻璃体混浊和增生情况、视网膜脱离和收缩情况及是否合并脉络膜脱离有重要的临床意义。

(3)OCT:在黄斑水肿、劈裂、脱离、黄斑前膜及脉络膜新生血管方面,OCT 均能清楚地显示这些病变的部位和范围。

(三)诊断和鉴别诊断

1.诊断

有视网膜脱离,无视网膜裂孔,视网膜前或周边部有白色增生膜与视网膜牢固粘连牵拉,可确诊 TRD。玻璃体内先有白色增生膜牵拉视网膜脱离,后来形成视网膜裂孔,可确诊牵拉 RRD。还应根据眼底的其他病变,进行 TRD 病因诊断。B 型超声波检查见有帐篷状视网膜脱离图形,可确诊。FFA 有助于 TRD 的鉴别诊断。

2.鉴别诊断

临床上具有典型的原发病变引起的 TRD 很容易诊断,但在 RRD 引起的增生性玻璃体视网膜病变和外伤性增生性玻璃体视网膜病变,往往伴有玻璃体腔和视网膜表面白色机化膜形成,对视网膜也产生牵拉,需要同 TRD 进行鉴别诊断。

(1)增生性玻璃体视网膜病变:视网膜脱离达锯齿缘,有星状或弥漫性视网膜前膜,将视网膜牵拉成多个放射状视网膜固定皱褶,仔细检查可见到视网膜裂孔。TRD多是局限性视网膜脱离,增生前膜与视网膜呈点状或条状粘连,多数视网膜脱离呈帐篷状,常伴有原发疾病表现,如玻璃体积血、视网膜血管改变、视网膜出血和/或渗出等。

(2)外伤性增生性玻璃体视网膜病变:有眼外伤病史,玻璃机化膜与穿通或破裂伤口粘连,牵拉附近的视网膜脱离,可有视网膜裂孔或无视网膜裂孔,很容易和无外伤史的 TRD 相鉴别。

(四)治疗

1.药物治疗

主要是治疗原发疾病。

2.激光治疗

激光治疗是在屈光间质透明和视网膜脱离没有累及黄斑的患者,仍然可以通过激光光凝无血管区和新生血管区,减轻增生组织的牵拉和预防视网膜脱离范围扩大。

3.玻璃体手术治疗

手术适应证:①有黄斑前膜;②TRD 累及黄斑;③伴玻璃体浑浊或积血致眼底窥不清;④牵拉 RRD。通过玻璃体手术,清除混浊的玻璃体,剥离视网膜前增生膜,解除玻璃体增生膜对视网膜的牵拉,复位视网膜。

三、渗出性视网膜脱离

渗出性视网膜脱离(exudative retinal detachment,ERD)的特征是有视网膜下积液,但缺乏视网膜的裂孔和增生牵拉。多种眼科疾病可引起视网膜下积液。在本节仅对 ERD 的共同点进行讨论。

(一)病因与发病机制

ERD 是发生在各种血管性、感染性或者肿瘤性眼部疾病及一些全身病的眼部表现。血-视网膜屏障功能异常是发生 ERD 的主要原因。本病包括视网膜血管内皮细胞组成的内屏障功能异常和 RPE 组成的外屏障功能异常,这两种屏障功能的任何一个被损伤就可能发生液体渗透性增加,超过正常的 RPE 泵的功能,液体聚集在视网膜下而发生 ERD。

1.炎症性

视网膜血管炎和葡萄膜炎均可释放大量炎症因子,引起视网膜血管内皮细胞和/或 RPE 功能异常,大量的渗出液进入到视网膜下,形成不同程度的视网膜脱离,轻者仅黄斑区脱离,如视网膜血管炎和视神经视网膜炎等;重者视网膜高度隆起,如葡萄膜大脑炎和后巩膜炎等。炎症病变常伴有玻璃体炎症细胞或玻璃体白色尘样混浊。视盘常不同程度累及,表现视盘充血和边界不清。

2.血管性

(1)高血压和糖尿病均可损伤视网膜血管内皮细胞,引起血管外渗增加。Coats病是一种至今原因不明的毛细血管异常扩张和渗出。

(2)脉络膜小动脉循环障碍,引起RPE功能异常,大量脉络膜液体进入视网膜下腔,造成局限性视网膜脱离。

(3)视网膜下新生血管形成,新生血管渗漏而导致后极部视网膜下液积聚,造成局限性视网膜脱离。

3.肿瘤性

如脉络膜黑色素瘤、脉络膜血管瘤及脉络膜转移性肿瘤等。因为肿物将视网膜向前推起而形成实体性视网膜脱离。并因局部组织反应,渗出液蓄积在神经上皮层下而形成ERD。视网膜下液量多时,往往掩盖肿瘤的真实外观,对诊断造成困难。另外,在冷冻治疗肿瘤过程中,如脉络膜血管瘤,长时间反复冻融,术后可出现视网膜下液增多,视网膜脱离加重。

4.眼外伤及内眼手术

穿通性眼外伤或内眼手术引起眼压急剧下降而导致络脉膜脱离时,可伴发ERD。视网膜脱离手术封闭视网膜裂孔,冷冻过量时,也会发生渗出性视网膜脱离。广泛视网膜激光治疗,损伤大量RPE,外屏障功能受损,脉络膜液体通过受损RPE进入视网膜下,引起视网膜下液体聚集,也可出现ERD。

5.先天性

如家族渗出性玻璃体视网膜病变,周边视网膜出现新生血管,小量渗漏呈黄白色渗出灶,大量渗出导致局部渗出性网膜脱离。

6.其他

中心性浆液性脉络膜视网膜病变是因为RPE发生损伤,脉络膜毛细血管的渗出液通过色素上皮达到视网膜下,形成视网膜脱离。而葡萄膜渗漏综合征因巩膜、脉络膜上腔和视网膜下液富有蛋白,巩膜组织因蛋白多糖的堆积而增厚,使涡静脉回流受阻,并妨碍脉络膜上腔富有蛋白液体透过巩膜向眼外弥散。寄生虫所致视网膜脱离(如猪囊尾蚴)在视网膜神经上皮层下时,可以并发ERD,脱离位于囊样的虫体之前及其周围。白血病引起视网膜脱离的病因及发病机制尚不清楚,因素可能很多,许多因素又相互联系和影响。血液中白细胞的数量和质量的改变,致血管扩张,血流缓慢,造成血流阻滞和淤积,视网膜发生水肿、出血和渗出。

(二)临床表现

ERD 的临床表现与 RRD 不同。

1.症状

往往伴有原发疾病的症状,视力下降缓慢和隐匿。累计黄斑者,有视物变形、变色或中央黑影,或视力急性下降。有玻璃体混浊的患者可感觉到有飞蚊症。

2.体征

(1)眼球前段改变:绝大多数患者眼前段无异常,少数后巩膜炎和葡萄膜炎患者,可出现角膜后沉着物、房水混浊、虹膜后粘连等。

(2)玻璃体改变:玻璃体可有液化和后脱离,但一般透明无增生。在葡萄膜炎症引起的 ERD,常伴有玻璃体白色混浊和色素颗粒。少数血管病变引起的,可伴有玻璃体内增生,如 Coats 病。

(3)渗出性视网膜脱离的特点:①视网膜呈弧形灰白色隆起,表面光滑无皱纹。病程长也很少发生视网膜表面的皱缩和固定皱襞。②视网膜下液呈游走性,受重力作用,直立时视网膜脱离位于下方,仰卧时脱离位于后极部。然而,量少的视网膜下液并无移动性,常位于原发病部位。较多的视网膜下液,在下方形成两个半球状视网膜脱离,在 6 点形成一放射状的凹折。视网膜脱离可以是极其浅的难以发现(如视盘小凹),可以是大量脱离到晶状体后。有些少量脱离位于下方周边,不仔细检查很容易遗漏。有些视网膜下液较透亮,可透见液内的一些颗粒和脉络膜血管纹理,有些较混浊,含有结晶物(Coats 病)。绝大多数病变为单眼,有些系统性疾病,如胶原性血管性疾病,葡萄膜大脑炎等,表现为双眼 ERD,且双侧多为对称性病变。

(4)视网膜下增生:视网膜脱离时间长的患者,可出现视网膜下增生,形态无规律,可是长条状,也可是幕状或星状。颜色可是灰白色、淡黄色或带色素。Coats 病还可引起瘤样增生,形成单纯与视网膜或与脉络膜粘连的肿物。

(5)原发疾病表现:有些 ERD 的病因很清楚,在常规眼底检查时就可发现相应体征,如炎症、血管性疾病和肿瘤。然而,大多数病例的体征并不明显,必须借助一些辅助检查来确诊原发疾病。

3.辅助检查

(1)体位试验:在无明显视网膜增生,又没有见到视网膜裂孔的患者,应常规做体位试验,以区别是否为 ERD。检查方法:让患者仰卧 30 分钟,在床边用间接检眼镜或直接检眼镜检查眼底,如果视网膜脱离变成围绕视盘,试验为阳性;

如果原脱离位置变化不大,试验为阴性。大量视网膜下液的 ERD 常为阳性,RRD 和 TRD 常为阴性。

(2)眼底血管造影:FFA 可观察视网膜血管的充盈及渗漏情况,而 ICGA 可见到脉络膜新生血管的高渗漏情况,在 ERD 诊断和鉴别诊断中具有重要意义。对不明原因的视网膜脱离,应常规做 FFA 和/或 ICGA 检查,可显示很多具有确诊意义的阳性体征。

(3)OCT:可区别黄斑区隆起是神经上皮还是色素上皮脱离,或者是两者均存在。还可用于黄斑部病变的诊断和鉴别诊断,在黄斑水肿、劈裂、脱离、黄斑前膜及脉络膜新生血管方面,OCT 均能清楚地显示这些病变的部位和范围。

(4)超声波检查:对病因不明确的视网膜脱离患者应常规做 B 型超声波检查,直立时视网膜下液位于下方,仰卧时位于后极部是 ERD 特征性表现。另外,可发现是否有实体肿瘤或包块,并能确定其部位。还能检测眼球大小和脉络膜是否有脱离,对一些疾病的鉴别诊断有帮助。UBM 的分辨率较 B 型超声波高,可观察极周边网膜和睫状体情况。根据葡萄膜的 UBM 图像,明确有否脉络膜和睫状体炎症、水肿和脱离等。

(5)其他影像学检查:CT 和 MRI 可用于肿瘤引起的 ERD 的鉴别诊断。

(三)诊断和鉴别诊断

1.诊断

临床上,见到位于下方的光滑形状视网膜脱离,较重的呈两个泡状,随着体位变动视网膜下液呈游走性,可确诊为 ERD。ERD 是多种疾病的共同表现,应通过临床表现和辅助检查,确立视网膜脱离的原发疾病,有针对性地进行治疗。

2.鉴别诊断

ERD 除了需要同各种原发疾病相鉴别外,还应同裂孔性、牵拉性和出血性视网膜脱离相鉴别。

(1)裂孔性视网膜脱离是临床上最容易和 ERD 相混淆的疾病。发现视网膜裂孔和视网膜表面皱纹或皱褶,很容易确诊为 RRD。然而,在一些不典型的小裂孔和裂孔隐藏在不容易观察到的地方(如锯齿缘和睫状体上皮裂孔),长期的视网膜脱离也位于下方,而且视网膜脱离也表现光滑无玻璃体增生,呈两个泡状隆起。在这些病例,应先散大瞳孔,用三面镜仔细检查眼底,没有发现裂孔,再用压陷单面镜检查锯齿缘和睫状体平坦部;如果还没有发现明显裂孔,接着做体位试验,体位试验阳性可基本确诊为 ERD。另外,还有一个体征可间接提示为

RRD。玻璃体内色素颗粒仅见于两种情况,葡萄膜炎和 RRD,色素颗粒来源于视网膜色素上皮层。如果见到玻璃体腔内色素颗粒,无葡萄膜炎表现,可基本确诊为 RRD,应通过各种手段寻找视网膜裂孔。

(2)牵拉性视网膜脱离:TRD 典型临床表现是脱离的视网膜呈帐篷状,很容易和 ERD 相鉴别。牵拉的部位是帐篷的顶,其他部位呈弧形向眼球壁凹陷,与 ERD 的向玻璃体腔弧形隆起不同。即使在见不到眼底的病例,B 型超声波图形也能大致区别牵拉性和渗出性视网膜脱离,前者的视网膜脱离图形呈帐篷状,后者呈弧形向玻璃体腔的半球状。

(3)出血性视网膜脱离:暗红色的出血位于视网膜下,为实性视网膜脱离,B 型超声波检查视网膜下腔充满高回声实体杂波,很容易和 ERD 的游走性视网膜下液相区别。

(四)治疗

主要是针对原发病因治疗,部分 ERD 在原发病因解除后,视网膜可自行复位。原发疾病的治疗包括药物、激光和手术。

四、出血性视网膜脱离

血液进入视网膜神经上皮下间隙,引起视网膜神经上皮层和 RPE 分离,称为出血性视网膜脱离(hemorrhagic retinal detachment,HRD)。视网膜下出血(subretinal hemorrhage,SRH)从本质上讲与 HRD 是一致的,但出血量不同,HRD 更偏重于多量出血,临床上一般将出血范围≥2 个视盘直径(或出血范围≥3 mm)者称之为 HRD,而出血量较小的则称之为 SRH。

(一)病因与发病机制

1.病因

多种疾病可引起 HRD,因其既有视网膜脱离,又混杂了出血因素,而且多波及黄斑区,所以视网膜损伤的机制更复杂、更严重。HRD 总体可归纳为外伤性和自发性两种。

(1)外伤性 HRD:多因为穿通性和非穿通性脉络膜破裂、手术刺激、不当眼底激光治疗和手术引起眼压变化等原因,损伤眼部血管系统导致多量血液进入视网膜下即发生 HRD 或以后继发于 CNV 的 HRD。眼球穿通伤引起的 HRD,视网膜下出血量大,视网膜脱离范围广,而且可能同时伴有玻璃体积血,眼内异物,眼内感染等其他并发症,因而视力预后差。

(2)自发性 HRD:病因更复杂,包括脉络膜新生血管、视网膜血管疾病、感染、营养不良、炎症、拟眼组织胞浆菌病综合征、糖尿病视网膜病变、特发因素及全身性血管疾病等病因均可引起。正常眼玻璃膜在脉络膜血管和覆盖其表面的 RPE 之间存在生理屏障,上述疾病使玻璃膜的屏障功能削弱,脉络膜毛细血管束向眼内生长,以后纤维血管组织在视网膜下增生,长入视网膜下腔。这些新生纤维血管组织破裂出血而导致 HRD。年龄相关性黄斑变性(AMD)所致的 HRD 的病理改变除 HRD 导致的改变外,还包括 RPE 的变薄,RPE 细胞基底膜间囊样物质增加,颗粒状物沉积,玻璃膜的增厚钙化,光感受器细胞的萎缩,因而 AMD 引起的 HRD 视力预后最差。而高度近视所致 HRD 是因为变薄的脉络膜和 RPE 及漆裂纹使 CNV 进入视网膜下引起视网膜下出血,其出血量一般较少,部分可自行吸收。

2.致病机制

视网膜下出血对视网膜的损害推测有以下因素。

(1)血液的毒性作用和铁离子的毒害:毒性作用主要通过多种不同的物质引起,在血液吸收过程中,红细胞被巨噬细胞、少量 RPE 和 Müller 细胞吞噬后,能产生含铁血黄素,其代谢后,转化为铁蛋白,释放的铁离子对视网膜和脉络膜血管产生毒性作用,促使光感受器和 RPE 细胞的凋亡。数月后的视网膜外层的萎缩也和铁离子有关。此外,铁离子的毒性与时间和剂量有累积效应,视网膜下血液中还包括促 RPE 细胞有丝分裂的物质,这种物质与 CNV 的形成有关。

(2)血凝块的营养阻隔作用:RPE 的一项主要功能就是从脉络膜血管获取营养物质及氧气供应视网膜外层,并转运视网膜和 RPE 的代谢产物,视网膜下的出血组成一种弥散屏障,阻碍营养物质的吸收、转运和干扰光感受器与色素上皮的代谢产物的交换。

(3)血凝块收缩的机械牵拉作用:在血块吸收过程中,纤维蛋白的收缩可对视网膜产生牵拉,在猫的模型中,Toch 等通过组织学证据发现当向视网膜下注射血液 25 分钟后,凝血产生的纤维蛋白呈蜂巢状包裹视网膜光感受器外层。1 小时后,这些光感受器外层被从视网膜上撕成小片状,7 天后,视网膜内层、外层及 RPE 均出现严重的变性。

(4)牵拉视网膜成皱褶:出血可导致纤维组织形成,收缩引起视网膜皱褶。

(5)玻璃体积血:在视网膜下突然大量出血,引起视网膜下腔压力陡然增加,在视网膜最薄弱的中心凹处穿破内界膜,进入玻璃体腔,引起玻璃体积血。视网膜下腔压力释放后,中心凹处内界膜具有再生能力,可自行愈合。这就是手术中见不到黄斑裂孔的原理。

(二)临床表现

最常见的出血性视网膜疾病是 AMD、特发性息肉状脉络膜血管、糖尿病视网膜病变和眼外伤,其他类型的 HRD 少见。

1.症状

多表现为突然视力下降,中心暗点或相应的视野缺损,同时还伴有引起出血的原有疾病的症状。视力一般多在指数及更差。少数出血远离黄斑区时,患者症状不明显,可保持很好的中心视力。

2.体征

(1)眼底表现:典型的眼底表现为没有裂孔的视网膜增厚、隆起,颜色可为鲜红色、暗红色,当出血量很大时,可变为暗绿色,视网膜隆起可为弥散的扁平状或较为局限的边界不清的扇贝形,严重者整个视网膜全部隆起。早期,血细胞下沉,可见到"船形"的视网膜下出血液平面,平面以上是没有血细胞的血清。病程长的患者,视网膜下可有黄白色块状物,为血凝块中的血色素分解后的凝集物,早期是泡沫状,水分被吸收后呈饼干状,边界清楚。

(2)玻璃体积血:视网膜出血量多的患者,血液进入玻璃体腔,玻璃体混浊和浓缩,早期呈暗红色,以后转变成灰黄色。

3.辅助检查

FFA、ICGA、超声检查和 OCT 对发现病因很有帮助。

(1)FFA:视网膜下出血常遮盖脉络膜背景荧光,视网膜血管过度显影可能是视网膜大动脉瘤。CNV 引起的 HRD,常在造影早期出现一小块不规则的脉络膜荧光增强区,造影晚期渗漏荧光。这种显示只有 CNV 在出血边缘或视网膜出血很少和视网膜隆起不高时才能被发现。

(2)ICGA:用于确定 CNV,可以较好显示被出血和渗出遮盖的隐匿性新生血管,在造影晚期出现不断增强的斑块状强荧光区。

(3)超声波检查:在玻璃体混浊致眼底不能检查患者,超声波检查有诊断价值。A 型超声波检查时,视网膜下出血表现为峰值(脱离视网膜)后的低回声区,当出现较厚血凝块时,其回声可能超过视网膜。B 型超声波可见视网膜下出血块呈中等回声的视网膜下暗区,有些可在黄斑区出血隆起表面见到放射状高回声,是视网膜下出血进入玻璃体留下的痕迹。当存在漏斗形视网膜脱离时,漏斗尖端将出现强回声,血块溶解时能区分出血块的层次。同时超声波检查还可发现是否有实体肿瘤或包块,并能确定其部位。还能检测眼球大小和排除是否有脉络膜脱离,对一些疾病的鉴别诊断有帮助。

(4)OCT:可用于黄斑部病变的诊断和鉴别诊断,对黄斑区视网膜脱离、黄斑前膜及脉络膜新生血管方面,OCT能清楚地显示这些病变的部位和范围。

(三)诊断和鉴别诊断

1.诊断

突然出现的视力下降或视物变形及中心暗点,眼底检查发现视网膜隆起,视网膜下鲜红或暗红出血,可确诊。详细询问发病原因和既往史,做相关辅助检查,对明确病因有帮助。

2.鉴别诊断

HRD需和下列眼底疾病鉴别。

(1)驱逐性脉络膜上腔出血(superachorodal hemorrhage,SCH):脉络膜与巩膜的潜在间隙内突然聚积大量血液引起的脉络膜脱离。发生原因与手术中有较大开放切口及术中眼压突然下降有关,术中就见到脉络膜进行性隆起,伴或不伴患者烦躁、剧烈眼痛、头痛、恶心和呕吐,视力突然锐减至手动或光感,严重者立即丧失光感。术后超声波显示脉络膜高度脱离,脉络膜上腔内呈杂乱高回声。很容易和没有手术的HRD相鉴别。

(2)脉络膜出血:由于有视RPE的遮挡而呈现暗绿色隆起,B型超声波和ICGA造影可以明确出血部位,OCT检查可显示出血位于RPE层下方。

(3)脉络膜黑色素瘤:在眼底形成含黑色素的隆起,肿瘤厚度>4 mm时常呈分叶状和半球形隆起,往往伴有ERD,肿瘤生长厚度>5 mm时可突破RPE,进入视网膜下间隙,进而穿破视网膜;偶尔播散至玻璃体腔,引起玻璃体积血。①FFA检查:早期肿瘤弱荧光,动静脉期肿瘤开始显影,较大的肿瘤有肿瘤内部循环(双循环),广泛的渗漏和强荧光点,晚期肿瘤强荧光。②ICGA检查:早期肿瘤区弱荧光,随后出现肿瘤血管渗漏荧光,晚期肿瘤呈现强荧光。而HRD为遮蔽荧光,可与脉络膜黑色素瘤相鉴别。

(四)治疗

1.药物治疗

大多数眼外伤出血或稀薄的黄斑下出血均可在几周内吸收,不产生HRD,不需手术治疗。可以给予口服或静脉注射活血化瘀药物治疗。

2.抗VEGF治疗

对于CNV形成病例,给予玻璃体腔注射抗VEGF或光动力疗法。

3.手术治疗

手术目的在于清除玻璃体及视网膜下积血,改善 HRD 患者的预后,使视网膜复位,挽救患者的视功能。手术处理 HRD 的指征:①累及后极部的大量 HRD;②稠密的出血引起视网膜裂孔;③泡状视网膜脱离。

从报道的手术结果来看,手术清除黄斑下出血的效果一般都不好。除了视网膜下出血的毒性作用外,外伤损伤或手术本身对脆弱的黄斑结构也可能产生损伤,在清除出血时多将 RPE 层带出。所以,必须权衡 HRD 手术的利弊。

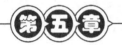

白 内 障

第一节　代谢性白内障

许多全身性疾病,特别是内分泌障碍性疾病,多合并不同类型的白内障,即代谢性白内障。内环境生化异常导致白内障形成,在先天性代谢异常情况下更为常见。因此,对于与代谢疾病有关的白内障的认识,不仅是眼科,而且对整个临床取证及鉴别诊断均具有重要的意义。

一、病因

根据各种代谢紊乱可将代谢性白内障分为以下几种病因。

(一)糖尿病性白内障

糖尿病性白内障指并发于糖尿病患者的晶状体混浊。临床分为两种,一种为合并老年性皮质型白内障,一种为真性糖尿病性白内障。临床上比较少见,一般来说,以中青年糖尿病患者发病最高。而对于中年以后发生的白内障,很难在糖尿病因素和老年因素之间做出准确鉴别。但在形态学上,有很多证据支持这样一种现象,即糖尿病因素可以使老年性白内障提早出现或加速其发展。

糖尿病性白内障发生机制至今尚无最后定论,但对试验性糖尿病性白内障动物模型进行深入研究发现,晶状体内糖代谢紊乱,使白内障形成的重要生化和病理基础。晶状体通过四个代谢通路利用葡萄糖,其中三个通路(糖酵解、戊糖之路、三羧酸循环)取决于由葡萄糖向 6-磷酸葡萄糖转化,由己糖激酶催化。作为补充代谢通路,在醛糖还原酶催化下,使葡萄糖转化成山梨醇,山梨醇在多元醇脱氢酶催化下,进一步生成果糖。在正常情况下,由于己糖激酶较醛糖还原酶的活性高,山梨醇通路几乎不发挥作用。而在糖尿病患者中,血糖水平增高,通过房水迅速扩散到晶状体内,使己糖激酶活性达到饱和,并激活醛糖还原酶,过多的葡萄糖则通过山梨醇通路转化成山梨醇和果糖。这类糖醇一旦在晶状体内产生,使不易通过囊膜渗出,从而造成山梨醇在晶状体内积聚,增加了晶状体的渗透压。过多水分进入晶状体以维持渗透性平衡,结果形成囊泡,水隙和板层分离等一系列病理改变。这一过程如进一步加重,则个别晶状体纤维破裂,钠离子释放进入晶状体,引起进一步吸水。同时,晶状体内成分外漏,使钾、谷胱甘肽、氨基酸和小分子蛋白部分丧失,一次产生皮质和核混浊。

(二)半乳糖性白内障

半乳糖性白内障与半乳糖代谢异常有关。半乳糖和葡萄糖同为乳糖代谢产物,半乳糖在半乳糖激酶催化下变成 1-磷酸半乳糖,后者在磷酸半乳糖尿苷转化酶的催化下,同尿苷二磷酸葡萄糖反应,形成尿苷二磷酸半乳糖和磷酸葡萄糖,参与糖酵解和三羧酸循环等能量代谢。典型的半乳糖血症是由于半乳糖尿苷转移酶缺乏引起的。此酶缺乏,阻碍半乳糖衍生物向葡萄糖衍生物正常转化。在醛糖还原酶的催化下,通过旁路代谢形成甜醇。同山梨醇一样,不能透过细胞膜,引起晶状体纤维渗透性膨胀,从而导致晶状体水化、混浊。据统计,妊娠妇女此酶缺乏时,如对半乳糖不加限制,则 75% 婴儿将合并有白内障,患病新儿,最初几天内用裂隙灯即可见白内障形成,且可以是本病最早期症状。典型的半乳糖性白内障,是在前后囊膜下出现簇状分布的水滴样混浊,如不进行全身治疗,混浊范围逐渐扩大并加重,最后形成绕核性白内障。

(三)低钙性白内障

低钙性白内障常合并婴儿期肌强直、甲状旁腺机能不全,或其他年龄组的佝偻病。肌强直是一种遗传性退变性疾病,病因尚未十分明了。其发病可能与多种分泌功能失调有关。而甲状旁腺功能不全引起的晶状体变化,主要出现在甲状旁腺摘除后所引起的明显手足搐搦症患者。两者形态学上有共同特点,在囊膜下可见散在或密集分布的点状混浊,时而又夹杂天蓝色结晶样反光颗粒;甲状旁腺摘除后的手足搐搦症在皮质浅层出现形似鱼骨样放射条纹状混浊,更具特点。本病早期轻度白内障时并不影响视力,并可长期保持稳定不变;晚期则混浊逐渐加重,形态学上又各种复杂的表现形似,可发展为全白内障。

(四)营养障碍性白内障

营养障碍性白内障意指晶状体混浊性变化与特定的营养成分缺乏直接相关。给试验动物以缺乏氨基酸或缺乏维生素的饮食饲养,很容易诱发产生白内障。微量元素铁、铜、锌、锰、硒是各种抗氧化酶的成分。在动物试验中,硒长期严重缺乏引起白内障已有充分的证据。核黄素是 FAD 辅助因子的前体,是 GR 酶的必需部分。在试验性核黄素缺乏症中可发现白内障,但是人类白内障中核黄素缺乏的作用还没有确定。维生素 C 是水溶性抗氧化剂,维生素 E 和胡萝卜素是亲脂性抗氧化剂。尽管缺乏试验动物白内障与其相关的直接证据,但就其可以减轻各种因素引起的氧化损伤的病理结果,建议常规补充一定量的维生素 E 和维生素 C,对于确保晶状体免受氧化损伤是有益的。但应该指出,这些物质中没有任何一种能够恢复晶状体混浊区的透明性,而且任何化学物质的大剂量应用都是危险的。尽管人类对某种营养成分缺乏有较大耐受性,但已有证据表明,神经性厌食可导致肉眼可见的囊膜下混浊;而长期大量饮酒导致早期囊膜下白内障发生亦不为罕见。以上情况,从预后的严重程度来讲,同全身严重营养不良状态比较,远不具更多的临床意义,因此常不引起人们的注意。

(五)Wilson 病合并晶状体混浊

Wilson 病即肝豆状核性变,临床上并非罕见。本病是由于进行性的铜代谢障碍而引起脑内基底节的壳核和豆状核软化变性,常合并肝硬化。角膜色环为本病咽部特征性改变之一。典型色素环出现在角膜内弹力膜下,距缘部尚有一透明区,呈铜锈的橙绿色调,形成规整的环形。

(六)其他代谢疾病

除以上所列特殊情况外,尚有许多代谢性疾病可以引起白内障。其中大多数以综合征形式出现。临床上常见的有新生儿低血糖症、氨基酸尿症、高胱氨酸尿症、Fabry 病(先天性半乳糖苷酶缺乏症)、6-磷酸葡萄糖脱氢酶缺乏症、Hurler 病(黏多糖病第 2 型)、Lowe 综合征、Fanconi 综合征等。此外,慢性肾功能不全也当属此列。以上病症,临床均比较少见,多数遗传性疾病,且常伴有严重的心、脑、肾功能障碍。相比之下,眼部表现,特别是白内障改变,作为附属体征,常不被人们摆到应有的重视程度。

二、临床表现

(一)症状

视力障碍是各类白内障的共同症状。糖尿病性白内障一般有糖尿病史,多为双眼视力不同程度下降,眼前飞蚊或伴闪光感。其他类型白内障因病史不同而有不同临床表现。代谢性白内障多发生于老年者,与老年性白内障相似,只是发病率较高,发生较早,进展较快,容易成熟,此型多见。真性糖尿病性白内障多发生于严重的青少年糖尿病(1型)患者。多为双眼发病,发展迅速,甚至可于数天、数周或数月内发展为晶状体完全混浊。开始时在前后囊下出现典型的白点状或雪片状混浊,迅速扩展为完全性白内障。常伴有屈光变化,血糖升高时,血液内无机盐含量减少,渗透压降低,房水渗入晶状体内,使之变凸形成近视;血糖降低时,晶状体内水分渗出,晶状体变扁平形成远视。

(二)体征

1.糖尿病性白内障

糖尿病性白内障是从密集的囊下小空泡形成开始。在年轻的患者中,这些小空泡迅速发展成典型灰色斑片混浊,在前后囊膜下皮质前层,并随病情发展使晶状体全面混浊,年龄较大患者则进展缓慢。这一过程特征性病理变化是基质高度水肿,水隙大量形成,晶状体体积因膨胀而增大。在任何一糖尿病患者,尤为年轻人无论是否存在晶状体混浊,血糖迅速增高可导致明显近视,而如将血糖迅速降至正常,则可产生远视。这些变化可在数天内达到高峰,而恢复到正常屈光状态则需要数周时间。

2.半乳糖性白内障

半乳糖性白内障为常染色体隐性遗传,由于患儿缺乏半乳糖-1-磷酸尿苷转移酶和半乳糖激酶,使半乳糖在体内积聚无法转化成葡萄糖,却被醛糖还原酶还原为半乳糖醇。醇的渗透性很强,又不能透过细胞膜,引起晶状体纤维渗透性肿胀,而导致晶状体水化、混浊。较为典型的是前后囊膜下出现簇状分布的水滴样混浊,如不治疗,最后形成绕核性白内障。

3.低钙性白内障

由于血清钙过低引起,较易合并婴儿期肌强直,其他年龄组佝偻病或甲状旁腺机能不全。肌强直与内分泌失调有关,为遗传性退变性疾病。甲状旁腺功能不全主要表现为甲状旁腺摘除后的明显手足搐搦症。两者共同可见囊膜下散在或密集分布的点状混浊,时而有天蓝色结晶样反光颗粒夹杂其间,甲状旁腺摘除后的手足搐搦症在皮质浅层可见鱼骨样放射条纹混浊。本病早期轻度时并不影响视力,晚期混浊加重,可发展为全白内障。

4.营养障碍性白内障

有许多代谢性疾病可以引起白内障,临床常伴有严重的心、脑、肾功能障碍占相比之下,眼部表现,特别是白内障改变,作为附属体征,常常不被人们摆到应有的重视程度。

5.Wilson病合并晶状体混浊

常见于晶状体前囊下区域出现局限混浊,混浊呈明亮色彩,葵花样分布,通常为红色,对视力一般不产生影响。就其本质而言,它代表了金属铜离子在这一部位的沉积,而并非晶状体本身的混浊。

三、诊断要点

(1)糖尿病性白内障多双眼同时发病,进展迅速,由密集的囊下小空泡发展为前后囊膜下皮质浅层的灰白色斑点状混浊,终至晶状体全混浊。患者有屈光改变,受血糖影响。

(2)半乳糖性白内障典型表现是前后囊膜呈簇状水滴样混浊,进行发展后形成绕核性白内障。

(3)低钙性白内障混浊为囊膜下夹有彩色结晶的点状混浊,可进行性发展。婴幼儿易引起板层混浊。

(4)营养代谢性白内障多见于各种维生素的缺乏,以及微量元素(铜、硒、锌等)在体内的异常积聚。

(5)肝豆状核性变多由于进行性的铜代谢障碍而引起脑内基底节的壳核和豆状核软化变。

四、实验室和其他辅助检查

(一)视力检查

应分别检查双眼远、近视力,以大致估计白内障所致视力损害程度。对视力低下者,应例行光感、光定位、色觉检查。在暗室内,遮盖健眼,患眼前 5 m 持一蜡烛光源,让患者辨别出烛光是否存在以确定是否有光感,尔后从不同的九个方向,测定其个方向的光的定位能力(患眼始终正视前方)。最后以红、绿玻片置于眼前,确定辨色能力是否正常。双点光源分辨试验,即辨别眼前相距很近的两个点光源的能力,对于判断视网膜功能亦有很重要的意义。一旦发现视力结果无法用白内障程度解释时应做进一步特殊检查。视力检查一般是在高对比度下进行的,并不代表低对比度下和视近处物体的视力。比如,一个视力检查结果很满意的患者,有可能在夜间驾驶时视力显得力不从心。

对视力检查结果的评价,需结合患者的职业、受教育程度、经济条件甚至社会人文环境来进行。欧美国家以 Snellen 视力表测试作为评价视功能的标准。大多数临床医师认为 Snellen 视力 20/40 或更好是好视力。美国大多数州允许视力 20/40 或更佳的人驾驶机动车,而老年人最佳矫正视力低于 20/40 不允许驾驶。因此,在美国,大多数矫正视力在 0.5,甚至 0.5 以上的白内障患者迫切要求手术已不足为奇。对于轻度或中等程度的白内障,做准确的视野检查,必要时行 Ammsler 屏检查,以确定是否有中心暗点或视物变形,对于提示可能同时存在的青光眼或其他眼底病是极有意义的。周边视野也可通过数指法大致确定,一般说来,除非视力极度低下(如成熟期白内障),应能在固视点周围 45°范围内做准确数指。

(二)视野检查

对于轻度或中度白内障患者,准确的视野检查可以确定有无中心暗点或视物变形,对青光眼和其他同时存在的眼底病诊断具有非常重要的意义。

1.视觉电生理检查

视网膜电流图(ERG)对于评价黄斑部视网膜功能具有重要价值。闪光 ERG(FERG)可用于低视力眼的检查。闪光 VEP(FVEP)反映视路传导和视皮质功能,黄斑部病变和视神经损害时,其振幅均降低。FVEP 是屈光间质混浊时检查视功能的理想方法。临床上可将两种检查结合起来预测术后视力。

2.晶状体核硬度分级

主要是根据裂隙灯检查结果,根据其核颜色进行判断之后分为 V 级,来确定其属于哪种类型的白内障,以及选择适合超声乳化手术的核硬度的白内障,并确保手术顺利。这 V 级分别是:Ⅰ级(软核),透明或灰白色;Ⅱ级(软核),灰或灰黄色;Ⅲ级(中等硬度核),黄色或浅棕黄色,是超声乳化最主要的适应证;Ⅳ级(硬核),深黄或琥珀色;Ⅴ级(极硬核),棕褐色或黑色,不宜做超声乳化手术。

(三)斜照法检查

斜照虹膜(瞳孔)、晶状体如虹膜投影消失则为白内障已成熟,如阳性则晶状体仍有透明皮质。

(四)彻照法检查

当瞳孔散大,通过彻照,由眼底红光反射,可见晶状体早期的楔形或花环样混浊,则提示白内障。

(五)裂隙灯显微镜

裂隙灯显微镜对正常晶状体及白内障的检查方法主要有如下几种。

1.弥散光照明法

用于检查前后囊膜表面或较明显的混浊。

2.后照法

主要用于观察前囊膜改变。直接后照明也可明显勾勒出后囊膜及后皮质区内混浊轮廓。应用镜面反射法,则可对前囊膜混浊、隆起及凹陷做出判断,即出现所谓鱼皮样粗糙面上的黑色斑。同时亦可根据囊膜表面发光色彩推测白内障发展程度。

3.直接焦点照明

即光学切面检查法。可明显显示晶状体内光学不连续区。在前囊膜和分离带之间存在一真正的光学空虚区,代表由上皮最新形成的纤维。这一空虚区如消失,往往是晶状体代谢变化或白内障形成最早出现的征象之一。

(六)眼压的检查

测定眼内压并非绝对必要,但术前了解眼内压,判断是否存在继发于膨胀期白内障、晶状体溶解、晶状体半脱位、葡萄膜炎、进行性房角狭窄等的青光眼,进而决定采取何种术式,可提供重要参考,特别是人工晶状体植入术前,更应对青光眼因素对手术可能产生的影响作出明确的判断。

检查方法包括指测法、眼压记测量法等。

1.指测法

让被检者向下看,检者用两手示指在上睑上部外面交替轻压眼球,检查双眼,以便对比两眼的眼压,眼压高者触之较硬,眼压低者触之柔软,也可和正常的眼压相比较。此法可大概估计眼压的高低,所得结果可记录为正常、较高、很高、稍低或很低。

2.眼压计测量法

修兹(压陷式)眼压计测量法,为常用的测量法,测量前应先向被检者做适当的说明,取得被检者的合作,然后让被检者仰卧,两眼滴 0.5％丁卡因溶液 2～3 次面部麻醉。

(1)测量前应校正眼压计(把眼压计竖立在小园试板上,指针指向零度时方为准确),用 75％的乙醇消毒眼压计足板,等乙醇干后即可使用。

(2)检查时被检者两眼自然睁开,向天花板或某一固定目标点(常用被检者自己的手指)直视,勿转动,检者用左手指轻轻分开上、下眼睑并固定在上、下眶缘,切勿压迫眼球,右手持眼压计的把手,将眼压计垂直下放,将足板轻轻放在角膜正中央(使眼压计自身重量完全压在角膜上,但注意切不可施加任何其他压力),迅速记录眼压计指针所指刻度,将此刻度对照眼压计换算表,查出眼压值。此种眼压计一般有三种不同重量的砝码 5.5 g、7.5 g 及 10 g。通常先用 5.5 g 检查,如指针刻度小于 3,则应加重砝码重测,一般先后测 5.5 g 及 10 g 两个砝码,以便相互核对及校正眼压。

(3)测完后滴抗生素眼药水,拭净眼压计足板。记录方法一般以眼压计的砝码为分子,指针所指之刻度为分母,即眼压计砝码/指针所指之刻度—眼压值,如 5.5/4.0～2.8 kPa(41/30～21 mmHg)。此种眼压计测得的正常眼压为 1.4～2.8 kPa(10～21 mmHg)。低于 1.3 kPa(10 mmHg)者为低眼压,超过 2.8 kPa (21 mmHg)时。经多次测量时仍高者,应做排除青光眼的检查。

检查目的:如晶状体囊膜破裂,晶状体皮质落入前房阻塞房角,使之房水引流发生障碍,导致眼压增高。如挫伤眼内睫状体,房角受损也会眼压发生变化,从而发生继发性青光眼。

(七)色觉检查

如红绿色难辨或辨认不清,往往提示手术后视力仍可能不能改善。

(八)虹膜新月影投照试验

这是检查白内障成熟程度最简单易行的方法。从集中光源自测面照射于瞳孔区,如白内障已形成、则由于光反射面使瞳孔区呈白色的反光。如果混浊已扩展到前囊膜(成熟期白内障),则白色反光区与瞳孔应相一致,视为虹膜新月影投照试验阴性;反之,如混浊处于晶状体某一定深度(未成熟白内障),则由于混浊层次与瞳孔平面尚有一定厚度的透明皮质,因此,当自侧方投照时,与光照方向同侧瞳孔缘内形成的阴影,以典型的新月姿态,投映在晶状体混浊背景上。新月影程度与白内障成熟程度成反比。虹膜新月影投照试验阳性代表进展期白内障,阴性代表成熟期白内障。对于晶状体局限性混浊及周边部混浊,本方法将失去诊断价值。

检眼镜可用于晶状体混浊的探测,用直接检眼镜＋10D 透镜,以后部反光照明法可在瞳孔红色反光背景下观察晶状体混浊形态。然而,单眼观察、有限的放大倍率,以及较短的工作距离,使得这种检查不足以对白内障进行分级、分类。间接检眼镜有时可用于评价包括晶状体在内的屈光间质混浊程度的工具,有经验的临床医师可从检查结果预测视力功能损害与白内障程度是否一致。

五、鉴别诊断

根据年龄、病史、症状及局部检查晶状体混浊体征,较容易明确诊断,但对其类型的白内障及其并发症必须鉴别。代谢性白内障常伴有各具特点的全身症状,其晶状体混浊虽不同,但大同小异,现分述如下。

(一)糖尿病性白内障与低钙性白内障鉴别

1.糖尿病性白内障

分为两种类型,即真性糖尿病性白内障和糖尿病患者的老年性白内障。一般来说,对于中年以后发生的白内障,很难在糖尿病因素和老年因素之间做出准确鉴别,但糖尿病患者的白内障要比同龄人早;典型的糖尿病症状"三多"即多饮、多尿和多食。病情严重可累及全身多个器官病变。真性糖尿病白内障多发于 30 岁以下的Ⅰ型糖尿病患者,晶状体混浊是以密集的囊膜下小空泡形成开始的,这些小空泡可迅速发展成典型的灰白色斑片状混浊,位于晶状体前膜下皮质浅层。

随着病情的发展,晶状体发生全混浊。在糖尿病患者,血糖的波动可引起晶状体屈光度的改变,血糖升高可导致近视,而将血糖降至正常,又可引起远视。

2.低钙性白内障

有甲状腺手术史或营养障碍史,血钙过低血磷升高;手足抽搐、肌肉痉挛、毛发脱落,骨质软化等典型症状;囊膜下散在的或密集分布的点状混浊,有时伴有蓝色结晶样反光颗粒。早期白内障不影响视力,晚期则混浊逐渐加重,当血钙下降至 1.75 mmol/L 以下时,混浊加速,重者在短期内可发展为完全混浊。婴幼儿者多为绕核性白内障。

(二)半乳性白内障与肝豆状核变性(Wilson 病)鉴别

1.半乳糖性白内障

半乳糖性白内障为常染色体隐性遗传病,可在初生后数天或数周发生,多为绕核性白内障;新生儿出生后不久即可发生呕吐、腹泻、黄疸、肝大、脾大、生长发育迟缓,重者夭折;晶状体前囊膜下有油滴状混浊,如不治疗,晶状体混浊将逐渐扩大为全白内障,部分可出现绕核性白内障。

2.肝豆状核变性(Wilson 病)

儿童或青少年期起病,开始为四肢震颤、肌张力增强,逐渐发展为言语不清、吞咽困难、肝功能不正常、肝硬化;由于过量的铜在眼部沉积,可在角膜上形成 K-F 环,表现为周边角膜后弹力层内形成宽 1~2 mm 褐色或蓝绿色环。铜在晶状体前囊膜沉积并在晶状体中央形成盘状或放射状混浊,形成类似于葵花样的内障,对视力影响不大。

六、并发症

糖尿病性视网膜病变主要并发于糖尿病性白内障,由于糖代谢发生紊乱,而导致全身各个器官,包括视网膜发生病变,眼底病变随糖尿病病程加长发病率逐年升高。也随病程加长而逐渐加重,增生型随病程加长而增多。有学者观察北京人病程 5 年以下者增生型竟占 17.1%,而病程在 10 年以上者上升至 45%或以上。如同时合并高血压和高脂血症,则眼底病变率增高。

七、治疗方法

(一)营养类药物

维生素类药物虽具有抗氧化作用,但许多报道将其列为营养因子,可能因人们通过饮食能够得到补充有关。维生素类药物对防治或延缓白内障的发生发展有作用,大多数资料来自国外流行病学。由于他们采用的调查方法和收集人群的居住区域不同,其获得的结果难免不一致。但大多数资料认为长期服用维生素或维生素 C、维生素 E 等具有推迟白内障发生发展的作用。

1.维生素 C

(1)主要作用:维生素 C 具有抗氧化作用,能清除晶状体内自由基,通过抗氧化作用可升高血清中维生素 C 含量,从而延缓白内障发生、发展。加拿大和美国流行病学调查资料反映:单独使用人群可减少 50%~70%白内障手术。

(2)临床应用:饭后口服,每天 1 次,剂量为 144~290 mg。

2.维生素 B_2

(1)主要作用,核黄素具有很强的抗氧化作用,最新研究指出,它具有拮抗白内障的作用。

(2)临床应用,口服,英、美国家每天服 16~74 mg。

3.维生素 E

(1)主要作用,本品具有很好的抗氧化作用,服用维生素 E 能提高血清中维生素 E 水平,减少核性或皮质性白内障发生、发展。

(2)临床应用,近年美国和意大利研究表明,接受白内障手术的患者,平常摄取的维生素 E 水平很低。长期服用 500 U/d,可减少白内障的发病率。

4.滴眼药物

(1)碘化钾 0.3 g,碘化钠 0.05 g,氯化钾 0.6 g,维生素 C 0.3 g,维生素 B_{10} 1 g,硼酸 1.1 g,硼砂 0.19 g,羧甲基纤维素钠 0.15 g,硫代硫酸钠 0.05 g,尼泊金 0.3 g,蒸馏水加至 1 000 mL。①主要作用:本品可增加眼的局部代谢,补充金属离子及维生素。②临床应用:点眼:每次 2~3 滴,每天 3~4 次,用于早期白内障。

(2)视明露(雪莲叶汁):本品采用西印度群岛产的新鲜雪叶莲全草出液20%和北美全梅叶的热水浸出液50%为主要成分,再加甘油20%,硼酸5%混合而成的一种有焦糖味、呈黑褐色水溶液。①主要作用:可促进眼内组织血液循环、增强晶状体新陈代谢及促进晶状体混浊的吸收。②临床应用:滴眼每次1~2滴,每天2~3次,此药曾是美国应用最广的抗白内障药。

(3)昆布眼液:本品由中药昆布的提取液配制而成。①主要作用:具有软坚散结,促进晶状体混浊吸收及维持晶状体透明度的作用。②临床应用:滴眼每次1~2滴,每天3~4次,用于白内障的治疗。

5.仙诺林特或仙诺灵

本品是一种复合制剂,主要成分为从牛眼晶状体中提取的晶状体蛋白等与抗坏血酸、核黄素和碘化钾复合制剂。

(1)主要作用:有人认为白内障成因之一是特殊的代谢产物细胞毒素所致,利用晶状体蛋白具有组织特异性,应用本品后,可在毒素尚未进入眼内时,先将其灭活,从而达到防治白内障的目的。

(2)临床应用:片剂,饭后舌下含化,每次1片,每天3次,用于治疗各种白内障。

(二)防治糖尿病性白内障药物

1.醛糖还原酶抑制剂

(1)Sorbinil。①主要作用,Sorbinil是较强的醛糖和还原酶抑制剂。动物试验证明,每天口服200~400 mg,可抑制晶状体醛糖还原酶的全部活性,改善晶状体纤维细胞内的高渗状况,防治晶状体蛋白聚合物增加。②临床应用,1%滴眼液每次2~3滴,每天3~4次。用于糖尿病性白内障。

(2)Pyrazinoylguanidine(PZG)。①主要作用,PZG也是属于醛糖还原酶抑制剂类,但与以往的此类药不同,是目前新的抗高血糖和抗高血脂药物。动物试验表明,每天口服2次,每次35 mg/kg,连用24周,发现PZG不仅明显降低血糖、血脂和甘油三酯水平,而且能阻止STZ-糖尿病性白内障的发展。国内已证明PZG能够降低高血压、高胰岛素糖尿病患者血清中的血糖、胰岛素和甘油三酯的含量,到目前为止,尚未证明PZG能否抑制糖尿病性白内障。②临床应用,用于治疗高血压或高胰岛素糖尿病患者的剂量,每次300 mg或600 mg,连续3周。

(3)Sulindac。①主要作用,Sulindac是一种非激素类抗炎药,已发现它对醛糖还原酶具有很强的抑制作用,它能使老年糖尿病性白内障患者的视力上升。

②临床应用,1% Sulindac 滴眼液(将 Sulindac 溶解在 pH 8.0 的 0.05 mol/L 磷酸缓冲液中),每天 4 次,每次 1～2 滴。

2.抗氧化类药物

(1)卡他林(Catalin)。①主要作用:本品是以"醌体学说"为基础的化学合成药物。因醌型物质能与晶状体中羟基发生反应形成不溶性复合物,而导致晶状体混浊。本品对羟基的亲和力比醌型物质更强,可以制止醌型物质对晶状体溶性蛋白的氧化变性作用,值得注意,1991 年 10 月 7 日由卫健委医疗卫生国际交流中心主办的白内障学术讨论会上对卡他林的药效质疑时,日本金泽医科大眼科佐佐木一教授和德意志波思大学试验眼科 Otto Hockwin 教授在会上分别指出:卡他林仅对糖尿病性白内障有效。②临床应用:滴眼剂(0.7～1 mg/15 mL):每次 1～2 滴,每天 5～6 次,适用于糖尿病性白内障。注意:此溶液不稳定,宜新鲜配制。

(2)法可林或法可立辛。①主要作用:本品已溶于水,水溶液稳定。它是以醌类学说为基础而合成的另一药物。易透过晶状体囊膜而进入晶状体,组织醌体对晶状体可溶性蛋白的氧化、变形和浑浊化作用;能抑制醛糖还原酶活性,阻止糖尿病性白内障发生。②临床应用:主要用于治疗糖尿病性、老年性、外伤性白内障等。滴眼剂(含片剂):0.75～1 mg/15 mL,每天滴眼 3～5 次,每次 1～2 滴。

3.糖基化抑制剂

糖基化抑制剂又称阿司匹林,别名乙酰水杨酸,是一种抗感染药物,用它治疗风湿性关节炎和糖尿病患者中发现长期服用阿司匹林达 8 年之久的患者白内障发生率明显低于同样条件的未服药患者。

(1)主要作用:动物试验证明,阿司匹林借助乙酰化作用能保护晶状体蛋白拮抗氰酸盐诱发的晶状体混浊,拮抗因其他因素(葡萄糖、半乳糖、氨基葡萄等)所致晶状体蛋白的聚合作用,降低晶状体蛋白基化作用等。在英国、美国、德国和印度认为阿司匹林有拮抗白内障作用,但也有人持反对意见。

(2)临床应用:每天服 1 次,剂量 325～500 mg。

八、并发症的治疗

糖尿病性视网膜病变的治疗可采用以下几种方法。

(一)控制血糖

血糖控制情况与糖尿病的进展和视力预后有很大关系。如血糖长期控制不良,则不仅糖尿病增多,而且发展为增生型者也会增多。

(二)光凝治疗

糖尿病不同时期光凝治疗的目的不同,其方法也不同。

1.黄斑水肿的光凝治疗

当黄斑毛细血管渗漏加重,黄斑水肿明显,甚至产生囊样水肿,视力持续下降,可采用氩激光做局部格栅光凝,可防止视力下降。

2.增生期的光凝治疗

当视网膜积血和棉絮状斑增多,广泛微血管异常,毛细血管无灌注区加多,则提示有产生新生毛细血管进入增生期的危险,可做散在或全视网膜光凝。如果视网膜和/或视盘已有新生血管积血则应立即做全视网膜光凝,以防止新生血管积血和视力进一步下降。

3.冷冻治疗

对视网膜进行冷冻,在赤道部前后四个限分别作冷冻点,在每个象限用视网膜冷冻头冷冻5~7点,同样可使虹膜和视网膜新生血管消退。

4.其他治疗

(1)导升明,可减低毛细血管的通透性和基膜增厚,从而减少视网膜毛细血管荧光素渗漏,并可降低血黏度,减少红细胞和血小板聚集及其释放反应。抑制血管病变和血栓形成,故而使视网膜积血、渗出和为血管瘤减少。口服剂量视病情而定。

(2)活血素,可改善脑血流量,降低毛细血管通透性,降低血黏度,抑制血小板和红细胞聚集,抑制血栓形成。从而减少视网膜血管病变,减少渗出和改善视网膜缺血状态。剂量每次 2~4 mL,每天 2 次,饭前服用。或口服片剂,每次 1/2~2 片,每天 2 次,饭前服用。可连续服用 3 个月,可服用 1~2 年。其他药物如口服阿司匹林,肌内注射普罗碘胺等促进积血吸收。

第二节　后发性白内障

白内障囊外摘除或晶状体外伤后,残留的皮质和脱落在晶状体后囊上的上皮细胞增生,在瞳孔区形成半透明的膜称为后发性白内障。由于抽吸术、囊外术及超声乳化术的日益推广,后发性白内障也较为常见。

一、病因病机

白内障术后残留的晶状体上皮细胞的增殖、迁移、纤维化生是形成后发障的主要原因。可能增殖的细胞是立方形前部上皮细胞和赤道弓部具有丝分裂活性的细胞。晶状体囊残留的晶状体上皮细胞在囊袋内表面增生以及从前部晶状体囊切开口边缘向人工晶状体（IOL）视区前表面扩展。参与后发障的病理变化有：巨噬细胞介导的异物反应，众多巨噬细胞融合形成异物巨细胞；晶状体上皮细胞参与的创伤愈合反应；晶状体上皮细胞在赤道部转化为扁豆状纤维，形成 Soemmoring 环；后囊部晶状体上皮延伸，形成纤维原细胞样或者形成 Elschnig 珠样。

二、临床表现

（一）症状

白内障术后视力模糊，视物不清。

（二）体征

白内障手术摘除后或外伤性的白内障部分皮质吸收后，在瞳孔区残留晶体皮质火星城纤维机化膜的特殊形态。残存囊下上皮细胞增殖，形成特殊形空泡样 Elschnig 珠样小体，使后囊膜混浊，为后发性白内障。机化膜组织若与虹膜广泛粘连，使瞳孔偏位或闭锁易引发继发性青光眼。晶状体周边残存皮质较多，前囊膜粘连，包裹皮质而变混浊，形成周边混浊，中央透明的环，称为梅氏晶体突或 Soemmoring 环形白内障，还有囊膜纤维和混合型等。

三、诊断要点

（1）有明确的晶体外伤或者见于白内障手术。

（2）眼检镜透照时瞳孔区较大范围后囊膜混浊影响眼底检查。

（3）裂隙灯下，可见后囊膜残存的上皮细胞增殖形成的 Elschnig 珠以及机化膜相似膜组织和由于残存皮质引起的 Soemmoring 环形白内障，如位于前囊膜切口处边缘与后囊膜粘连处的环形隆起，前方深。

（4）有时可有虹膜后粘连。

（5）不透明膜多位于虹膜后瞳孔区，因残存物的多少和性质的不同，其质地差别大，厚薄不一。轻者细若薄纱，成半透明状，对视力影响轻微，重者色白，质地较硬，严重影响视力。

（6）眼部损伤严重或伴有炎症反应后形成。

四、实验室和其他辅助检查

(一)视力检查

1.利用国际标准视力表和对数视力表

应分别检查双眼远近视力,以大致估计白内障所致视力损伤程度。对视力低下者,应另行光感、光定位、色觉检查,在暗室内遮盖健眼,患者站在 5 m 外,置一蜡烛光源,让患者辨别出蜡烛是否存在,已确定是否有光感,尔后,从不同的角度测定其光定位能力,最后以红、绿玻片置于眼前,确定辨色能力,是否正常,双点光源分辨试验,即辨别眼前相距很近的两个点光源的能力,对于判定视网膜功能亦有很重要意义。对于轻度或中等度的白内障,准确的视野检查,必要实行 Amsler 屏检查,以确定是否有中心暗点或视物变形对于提示可能同时存在的青光眼或其他眼底疾病是有意义的。

2.潜在视力仪检查

潜在视力仪检查是一种测定后发性白内障潜在视力的方法,潜在视力必须安装在裂隙灯上进行,此方法属于新理物理学检查方法,其结果有患者主观成分,有试验表明,对于中等程度的白内障,激光干涉条纹检查和潜在视力仪检查,对于预测术后视力的准确性为 100%。

(二)视觉电生理检查

1.视网膜电图

视网膜电图对于评价黄斑部视网膜功能有重要的价值,致密浑浊的晶状体由于对光的吸收和散射作用而影响检查效果,闪光 ERG 可用于低视力眼的检查、视网膜脱离,特别是视网膜遗传性疾病的 ERG 检查具有肯定的临床意义。研究表明,后发性白内障患者,闪光 ERG 反应相当于弱光刺激正常眼。

2.视诱发电位

视诱发电位是判断视功能的重要指标,其中闪光 VEP 反映视路传导和皮质功能,当后发性白内障黄斑部病变和视神经损害时,其振幅均可降低。

五、鉴别诊断

(一)外伤性白内障

有明显的外伤史或眼部局部伤。眼的机械性损伤(挫伤、穿孔伤)、化学伤、电击伤和辐射均可引起晶体混浊,统称外伤性白内障。

1.挫伤性白内障

挫伤后,虹膜瞳孔缘色素印在晶体表面,相应部位的晶体囊下出现环形混浊,损伤前囊下晶体上皮时可引起局限性花斑样混浊,可静止不再发展或向纵深发展。可能合并有晶体半脱位或脱位。

2.穿孔性外伤性白内障

眼球穿孔同时伴有晶体囊破裂,房水进入囊内,晶体纤维肿胀,变性、导致混浊。微小的囊破裂可自行闭合,混浊局限在破口处。但多数破裂过多者晶体纤维肿胀,皮质进入前房和房角,引起继发性青光眼,需要及时手术。

3.辐射性白内障

由红外线、X射线、γ射线、快中子辐射等引起。主要表现在后囊下皮质盘状及楔形混浊,边界清楚,渐渐发展到全部皮质。前囊下有空泡或点状混浊,若有上皮细胞增生可形成致密的膜。

4.电击性白内障

发生于雷击、触电后,致白内障的电压多为500～3 000 V。雷击白内障多为双侧性,触电白内障多为单侧性,与触电部位同侧。混浊位于囊下皮质,逐渐发展为完全混浊。常伴有电弧光黄斑灼伤,中心视力较差。

(二)低钙性白内障

(1)视力下降。

(2)晶状体混浊为无数白点或红色、绿色、蓝色微粒结晶分布于产前后皮质,可呈现辐射状或条纹状,混浊区与晶状体囊之间有一透明边界,严重者可迅速形成晶状体全混浊。婴幼儿常有绕核型白内障。

(三)老年性白内障

一般起于40～45岁以后,可双眼同时发病,也可双眼先后发病。老年性白内障的临床表现除了晶体混浊外,对视力的影响随混浊部位及程度而不同。老年性白内障患者常在早期自觉眼前有固定不动的黑点,并常出现单眼复视或多视现象,由于混浊的部位不同,视力障碍出现的时间亦有不同,随混浊的进展,视力障碍逐渐加重,最后可降低至指数以下,或仅有光感。

(四)并发性白内障

典型的混浊最早发生在晶体囊膜下。由眼前节炎症形成的虹膜后粘连附近可出现局限性的晶体前囊下混浊;由眼后节炎症或营养障碍可出现后囊下混浊。囊膜下出现灰黄色颗粒混浊,逐渐加深并向四周扩展,形成如同玫瑰花形状,其间有许多红、蓝、绿彩色点状结晶,囊下也有空泡形成或钙化,病程较长,早期影响视力。

（五）代谢性白内障

（1）发生于老年者与老年性白内障相似,只是发病率较高,发生较早,进展较快,容易成熟,此型多见。

（2）真性糖尿病性白内障多发生于严重的青少年糖尿病患者。多为双眼发病,发展迅速,甚至可于数天、数周或数月内发展为晶状体完全混浊。开始时在前后囊下出现典型的白点状或雪片状混浊,迅速扩展为完全性白内障。常伴有屈光变化,血糖升高时,血液内无机盐含量减少,渗透压降低,房水渗入晶状体内,使之变凸形成近视;血糖降低时,晶状体内水分渗出,晶状体变扁平形成远视。

（六）青光眼

目前对于原发性开角型青光眼的诊断必须具备眼压升高以及由于眼压升高所造成的视盘损害和视野缺损,而且房角开放。眼压升高、视神经功能障碍引起。如闭角性青光眼发作前常有生气、劳累等诱因,引起眼压急骤升高,出现虹视、眼痛、头痛、恶心、呕吐、视力下降、眼充血和流泪等症状。

六、并发症

（一）青光眼

早期往往无任何自觉症状,当病症发展到一定程度时,偶有轻微的眼胀,头痛或视物不清,中心视力不受影响,而视野逐渐缩小。中晚期因视野狭窄而有行动不便,定位不准等症状,尤以夜间为甚。有些晚期病例有虹膜和视物模糊不清。最后视力完全丧失。

（二）黄斑囊样水肿

中心视力缓慢减退,可有相对或难解难分对中心暗点,眼底可见黄斑区水肿呈蜂窝状或囊样外观,甚至形成裂孔。

七、治疗方法

（一）药物治疗

1.仙诺林特或仙诺灵

仙诺林特或仙诺灵是一种复合制剂,主要成分为牛眼晶体中提取的晶体蛋白素与抗坏血酸、核黄素和碘化钾符合制成。舌下含服 1 片,3 次/天,用于治疗各种白内障。

2.苄吲酸-赖氨酸

苄吲酸-赖氨酸能保护晶状体和血清蛋白免受热力和紫外线、酸或碱作用所引起的变性。它清除自由基的能力弱,但可以保护晶状体蛋白拮抗自由基损伤,在临床上用于治疗白内障患者,能明显改善视力,甚至可逆转混浊透明。口服 500 mg,3 次/天;滴眼 0.1%。

3.肝素

肝素可以抑制成纤维细胞的生长,减少人眼晶体囊外摘除术后眼内组织表面纤维蛋白的沉积和后囊细胞的生长,从而阻止后发性白内障形成,提高视力。用 5%肝素滴眼剂,术后每天 3 次,连续用 4 个月。

4.曲尼司特

本品是由日本 KI-SSOI 药品株式会社研发的一种抗过敏药物,在日本广泛用它治疗过敏性结膜炎。据日本东京(医科大学及日本名古屋皇家眼科医院)对白内障囊外手术植入人工晶体的患者,进行双盲试验证实有防治后发性白内障的作用,其主要作用机制为本品可以减少晶状体上皮细胞化生时 FGF-β 生成和释放,防止胶原合成而防治后发性白内障。在治疗中用 0.5%曲尼司特滴眼剂,术后每天滴 4 次,连续用 3 个月,无不良反应。

5.免疫毒素

进行了临床试验在白内障外摘除患者中,用 50 U 免疫毒素灌洗囊袋连续观察 24 个月,可有效抑制后发性白内障的发生。

(二)手术治疗

在膜性的白内障切开或剪除的同时,可实行人工晶状体植入术。适应证为瞳孔由膜性白内障遮盖,视力收到明显影响,而基本视功能正常者。

1.Nd:YAG 激光治疗后发性白内障

使用美国科以人公司的 EPIC 型 Nd:YAG 激光机,术眼散瞳至 6 mm,表面麻醉后置 Abraham 接触镜,Nd:YAG 激光以单脉冲击射。

(1)十字形切开法:在视轴区中央行十字形切开,孔直径为 4 mm。

(2)环形切开法:以视轴中心为圆心。半径 1.52 mm,环形切开,但保留 5～7 点后囊膜不切开,完成后中央后囊膜略下沉并向后翻转。平均单脉冲能量 (2.8±0.48)mJ,平均脉冲总数(27±15.1)mJ,平均总能量(50.5±15.8)mJ。术后常规滴抗生素、激素眼液和 0.5%噻吗心安眼液。共5～7 天,术后 1 周、1 个月、3个月复查。

2.儿童后发性白内障合并人工晶状体固定性瞳孔夹持的手术治疗

常规消毒铺巾后,做颞侧透明角膜切口或上方巩膜隧道切口,前房注入足量的黏弹剂后,先用冲洗针头分离虹膜与 IOL 粘连。对虹膜后粘连严重难以分离者可将黏弹剂注入虹膜后用囊膜剪剪开粘连处。分离粘连后如发现囊袋内有再生皮质将再生皮质吸除,游离虹膜与晶体后囊间的空间,以便 IOL 复位。由于后囊膜的严重混浊增殖,用破囊针刺穿后囊膜一个小孔后向后注入黏弹剂,囊膜剪剪开混浊的后囊膜,直径不超过光学面 4 mm。此时如有玻璃体脱出则进行前段玻璃体切割术。对伴有瞳孔膜闭者将其行虹膜周边切除后从周切口注入黏弹剂后将瞳孔区机化膜剪除或将瞳孔缘部分虹膜环形切除以进行瞳孔成形术;在完成虹膜与晶体囊粘连分离后,将 IOL 光学部复位。此时瞳孔如不规则者,可用尼龙线将瞳孔缘缝合 1 针。术毕透明角膜切口一般不需缝合,巩膜隧道切口因患儿巩膜硬度低可缝合 1 针。

3.经睫状体平坦部切口行晶状体后囊膜切开术治疗后发性白内障

常规麻醉,于距上角巩膜缘 4 mm 处作以角巩膜缘为基底的球结膜瓣,充分止血后于此处作垂直于角巩膜缘的巩膜穿透切口 1 mm,向上弯曲切囊针尖,垂直穿过切口伸入人工晶体后方的瞳孔区由 6 点处向 12 点处撕破光轴处的晶状体后囊膜,根据需要可缝合巩膜切口一针,如有软性残存皮质可以同时吸出,如遇较致密的机化膜可以用切囊针在瞳孔区后囊膜钩 2~3 个孔,扩大巩膜切口,用囊膜剪剪除机化膜,切口缝合 2 针。术毕给予 Dxm 2.5 mg+Gm 2 万 U,涂典必殊眼膏单眼包扎。

第三节　老年性白内障

老年性白内障即年龄相关性白内障,是指中老年开始发生的晶状体混浊,随着年龄增加,患病率明显增高。由于其主要发生于老年人,以往习惯称之为老年性白内障。本病的发生与环境、营养、代谢和遗传等多种因素有关。

一、病因

白内障的发生是多种因素综合作用的结果,比如放射和自由基损伤;营养物质、化学物质缺乏和抗生素的使用;葡萄糖、半乳糖等代谢障碍;脂质过氧化产物损伤等。此外,其他因素如衰老、遗传基因等因素也是一个重要方面。其中最具有普遍意义的环节便是氧化损伤。

二、临床表现

(一)症状

1.视力减退

视力减退的程度与晶状体混浊的程度与部位有关。眼部不充血,无肿痛及刺激症状。患者往往自觉视力逐渐下降,严重者仅有眼前手动或光感。

2.单眼复视或多视

由于晶状体纤维肿胀、断裂、变性及晶状体核硬化变形、屈光力改变,造成棱镜样作用,出现单眼复视或多视。

3.近视

由于晶状体吸收水分后体积增加,屈光力增强,核部屈光力增高,可出现近视现象,患者自觉老视程度减轻,视远方时需佩戴近视眼镜或原有近视度加重。

4.飞蚊症

如瞳孔区的晶状体有点状混浊,可在眼前出现点、片状阴影,其位置固定不变,而玻璃体混浊的阴影则是经常漂浮不固定的,并随眼球转动而飘动。

5.虹视

晶状体吸收水分后,不规则纤维肿胀致注视灯光时有五彩晕轮,此时需与青光眼及结膜炎所致的虹视相鉴别。

6.夜盲、昼盲或色觉异常

部分患者因白内障位于周边而发生夜盲,位于中央可致昼盲,由于硬化之晶状体核吸收短波光线,可引起紫色及青蓝色色觉障碍,而晶状体摘除后,患者短期内可有蓝视等现象。

(二)体征

白内障的体征根据眼科专科检查所见晶状体混浊形态的临床表现,可分为如下3型。

1.老年性皮质性白内障

这是临床上最为常见的类型,按其发展过程可分为初发期、膨胀期、成熟期和过熟期。

(1)初发期:在裂隙灯显微镜下可见晶状体赤道部皮质有空泡、水裂和板层分离等晶状吸水后的水化现象。水裂以后发展为辐轮状混浊。可以保持多年不变,亦可迅速发展。

楔形混浊是老年性皮质性白内障最常见的混浊形态,其基底朝周边,尖向中央,作辐射排列,如果散瞳检查、彻照眼底红光反射,能看到辐轮状、楔形或花环样阴影。只有当楔形尖端发展到瞳孔区,视力才受到影响,一般位于晶状体周边部的混浊,可以多年不影响视力。

(2)膨胀期或未成熟期:晶状体混浊继续加重,原有的楔形混浊向瞳孔区发展并互相融合,视力显著下降。由于渗透压改变,晶状体吸收水分,体积膨胀、增大,前房变浅,少数患者可以诱发急性青光眼,此时裂隙灯显微镜检查可见空泡、水裂和板层分离。因晶状体前囊下仍有透明皮质,斜照法检查仍可见虹膜投影。此期可以持续数月至数年。做散瞳检查时应慎重,一旦发生继发性青光眼,必须及时摘除膨胀的晶状体。

(3)成熟期:晶状体经膨胀期以后逐渐致完全混浊,膨胀消退,前房深度恢复正常。裂隙灯显微镜下可见晶状体内水分溢出,混浊已到达囊膜下,斜照法检查虹膜投影为阴性。部分患者可见前囊膜表面有白色斑点或皮质钙化。患者视力高度障碍,只存手动或光感。临床上此期为最佳手术时机。

(4)过熟期:成熟白内障久不手术摘除,晶状体逐渐脱水,体积缩小,前房加深,虹膜震颤,皮质乳化,核下沉,此时视力可好转,晶状体囊膜更脆、皱缩、通透性增加或自行破裂,溶解的晶状体皮质可呈现闪光的特点和胆固醇结晶,称为Morgangnian白内障。晶状体核可以脱位到前房和玻璃体内,伴随晶状体的蛋白颗粒游移到前方,组织碎片积聚于前房角,阻塞小梁网,引起的继发性青光眼称为晶状体溶解性青光眼。同时进入前房的晶状体物质具有抗原性,可诱发自身免疫反应,导致严重的前葡萄膜炎-晶状体过敏性眼内炎。上述两种并发症药物治疗一般无效,采用手术摘除白内障是唯一有效的治疗措施。

2.老年性核性白内障

发病年龄较早、进展较慢,没有明显分期。核混浊从胚胎核或成人核开始,初起时核呈黄色混浊,以后逐渐为浅黄色、浅红或浅黑色,由于核密度增加致屈光指数增加而产生核性近视,可达5～10个屈光度。因晶状体周边部屈光力不变,所以在瞳孔扩大与不扩大时,视力程度不同。

3.老年性后囊下白内障

早期在晶状体后核部囊下皮质呈棕黄色混浊,形如茶盘,故又名盘状白内障。裂隙灯显微镜下,外观如锅巴样,混浊呈细小点、小空泡和结晶样颗粒。早期视力受影响是因为混浊位于视轴区,而晶状体皮质和核保持透明,后期合并核性或皮质性白内障,才发展为成熟白内障。

(三)常见并发症

(1)继发青光眼。

(2)继发葡萄膜-晶状体过敏性眼内炎,多发生在过熟期白内障。

(3)晶状体脱位,整个晶状体可进入玻璃体腔内或瞳孔区。

(4)白内障手术后并发症有后发性白内障、继发青光眼、眼内炎、虹膜睫状体炎、继发视网膜脱离、眼内出血以及人工晶体植入后的偏位、脱出、下沉、角膜水肿、炎症等。

三、实验室和其他辅助检查

(一)视力检查

远、近视力,指数、手动或光感、光定位的检查记录。

(二)斜照法检查

斜照虹膜(瞳孔)、晶状体,如虹膜投影消失则为白内障已成熟,如阳性则晶状体仍有透明皮质。

(三)彻照法检查

当瞳孔散大,通过彻照,由眼底红光反射,可见晶状体早期的楔形或花环样混浊。

(四)裂隙灯显微镜

眼前段、晶状体前后囊及皮质、核的混浊均可使用裂隙灯显微镜检查。

(五)血压、眼压的检查

参见相关标准。

(六)色觉检查

如红绿色难辨或辨认不清,往往提示手术后视力仍可能不能改善。

四、诊断要点

(一)年龄

患者在 50 岁以上。

(二)视力

视力渐降,视物昏蒙或眼前黑影。

（三）症状

眼部无充血，无痛无肿，可有黑花飞舞。

（四）体征

(1)外观端好，瞳孔、眼底均未见异常。

(2)晶状体呈不同程度混浊，有的甚至完全混浊。

(3)视力仅存光感时，光定位检测，红绿色觉正常，眼压正常。

(4)排除全身及局部外伤、感染、中毒及其他因素所致白内障。

五、鉴别诊断

根据年龄、病史、症状及局部检查晶状体混浊体征，较容易明确诊断，但对其他类型的白内障及其并发症必须鉴别。

（一）外伤性白内障

有外伤史或眼局部伤。

（二）发育性白内障

年龄不符或晶状体混浊多呈现点状、局限性、较小，不发展或不影响视力。

（三）糖尿病性白内障

有血糖升高病史或伴相关糖尿病性眼底改变。

（四）老年性晶状体核硬化

是晶状体老化现象、多不影响视力，从形态上彻照法检查眼底可见核硬化为均匀红光，而核性白内障者可见核呈不均匀圆形暗影。

（五）中毒性白内障

常见有三硝基甲苯（TNT）、二硝基酚、萘、氯丙嗪等，可通过病史及晶体混浊形态相鉴别。

（六）并发性白内障

由眼局部炎症、肿瘤、感染等原因所引起白内障均可见眼局部病灶体征；由全身因素如药物、肌强直性，低血钙性白内障及先天遗传因素等均有相关病史。老年性膨胀期的白内障常与青光眼发作混淆，二者可同时存在，也可先后发病，无论青光眼并发白内障，还是膨胀期白内障继发青光眼，均应及时考虑行白内障摘除为安全。

(七)葡萄膜炎

老年性皮质性白内障的过熟期如因继发葡萄膜炎常须与葡萄膜炎相鉴别,前者前段检查可见晶状体缩小、核下沉或晶状体囊膜破裂,前房内可见游离晶状体蛋白物质体色素膜炎症;后者往往晶状体形态完整。

六、治疗

(一)药物治疗

在药物治疗方面,通过多年的临床与试验研究,人们针对白内障病因机制的几种学说,提出了相应的药物,主要以滴眼液为主,针对早期白内障或不适合手术的患者,进行临床试用。

1.辅助营养类药物

如维生素 E、核黄素、利眼明等。

2.与醌型学说有关的药物

根据生化与药理试验研究发现老年性白内障患者色氨酸、酪氨酸等代谢异常,尿也可分离出其代谢异常产物——醌亚氨酸,而此物质可以诱发老年性白内障的发生。根据"醌型学说"理论,认为对晶状体使用可溶性蛋白质亲和力比醌体还强的物质可以使其不发生变性,从而防止白内障的发生。如法可林、吡诺克辛等。

3.抗氧化损伤类药物

在晶状体代谢中可产生活性氧而氧化损伤,因老年晶状体中一些与氧化有关的酶活性下降,谷胱甘肽的浓度也较年轻人低,当晶状体细胞膜被氧化损伤后,通透性发生改变,晶状体蛋白变性而发生混浊。如谷胱甘肽等。

4.其他抗白内障药物

改善新陈代谢,调整囊膜通透性药物,如腮腺素、视明露等眼药水。

(二)手术治疗

手术治疗是治疗白内障的最基本、最有效的方法。目前主要采用白内障超声乳化联合人工晶体植入技术。

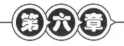

青　光　眼

第一节　先天性青光眼

先天性青光眼是由于胎儿时期前房角组织发育异常而引起。

一、婴幼儿型青光眼

婴幼儿型青光眼约有60％在出生后6个月内、80％在1岁以内出现症状,其余在1～6岁时显示出来,常为双侧性。因婴儿眼球壁软弱易受压力的作用而扩张,致使整个眼球不断增大,故又名水眼。

(一)临床表现

本病早期有以下征象。

1.畏光、流泪和眼睑痉挛

这些症状在角膜发雾、眼球变大前数周即出现,是由于角膜水肿,感觉神经末梢受刺激所致,如眼球已扩大则多由于下睑睫毛刺激角膜而引起。畏光严重时患儿常躲在母亲怀里或藏于枕下,当眼压被控制和无倒睫时此症状即消失。

2.角膜水肿

开始时仅角膜上皮水肿,随着病情的进展,实质层也受累而出现混浊,水肿随着眼压的升降而增减。

3.角膜扩大

由于高眼压的影响,角膜逐渐变大,如超过12 mm并伴有狄氏膜破裂,即可作出诊断。角膜进行性变大是眼压未被控制的表现,和成年人进行性视野缺损所代表的意义相同,如3岁以前眼压不升高则眼球多不胀大。

4.狄氏膜破裂

眼球扩大在角巩膜连接处最明显,狄氏膜被牵拉而破裂。角膜后壁有皱纹,初起时在周边部,与角膜缘平行,以后可出现于角膜中央部。当狄氏膜发生破裂时角膜突然变混,混浊可局限于破裂处,也可能侵及全角膜。缺损可很快被内皮覆盖,但在裂隙灯下仍可见皱纹,该处角膜实质常有轻度混浊。

5.前房变深

由于眼球扩大,前房常变深。

6.前房角发育异常

可有房角结构发育不全、Schlemm 管及小梁闭塞或缺如、睫状肌越过巩膜突,止于 Schlemm 管或小梁、中胚叶组织覆盖房角、虹膜不止于睫状体而附着于小梁上以及周边虹膜遮盖部分小梁等。此外,有人曾以电镜观察,发现有薄膜覆盖于小梁上。

7.眼压升高

眼压升高的程度差异较大,应在全麻或熟睡时测量,先天性青光眼患者的巩膜硬度常较低,应矫正巩膜硬度。

8.视盘陷凹及萎缩

视盘青光眼陷凹出现较早且进展较快,双侧陷凹不对称是早期重要体征。早期陷凹是可逆的,眼压被控制后,陷凹可迅速消失。

晚期角膜更为混浊,前房更深,眼球扩大使晶状体韧带变脆弱,晶状体半脱臼,虹膜震颤,视盘陷凹明显且为不可逆的。这种大眼球易受外伤,可发生前房积血甚至眼球破裂,许多未被控制的先天性青光眼最后常发展为眼球萎缩。

(二)鉴别诊断

应与以下疾病鉴别。

1.大角膜

为角膜扩大,其直径可达 14～16 mm,常有虹膜震颤,但没有狄氏膜破裂、眼压升高及视盘陷凹等症状。有些病例房角正常,有些病例可有比小梁更宽的色素带或显著的虹膜突。

2.外伤性角膜水肿

产钳引起的后弹力膜破裂可引起角膜水肿,持续约 1 个月或更久,常为单侧,角膜不扩大,眼压常偏低。

(三)治疗

先天性青光眼的药物疗效多不满意。一经确诊应及早施行手术。可作小梁切开术、前房角切开术或小梁切开加小梁切除术。

二、青少年型青光眼

(一)临床表现

一般在 3 岁后高眼压不使眼球再扩大。目前国内暂时将 30 岁以下发病而不引起眼球扩大的青光眼定为青少年型青光眼。临床过程与慢性单纯性青光眼相似,但眼压变化较大,有时可迅速升高,合并虹视。因高眼压使眼轴加长,故高眼压可加重近视。

(二)诊断

与慢性单纯性青光眼的诊断方法相同,但更困难,因青年人的视盘病理陷凹不典型,常较大但较浅,易被忽略,尤其是伴有近视者。多数房角是开放的,无明显异常,个别病例有较多的虹膜突,视野改变、眼压描记和激发试验有助于诊断。

(三)治疗

用药物控制眼压,如出现进行性视盘及视野改变,则应尽早手术,做滤过手术如小梁切除术。日本学者报道,小梁切开术也可取得较好效果。

三、青光眼合并先天异常

(一)蜘蛛指综合征(Marfan 综合征)

本症于 1896 年首先由 Marfan 所报告,除眼部畸形外还伴有肢体细长、臂长过膝,掌骨、指骨、跖骨、趾骨均细长(蜘蛛指),先天性心脏和肺部畸形等。

1.临床表现

Marfan 综合征中约 80% 有眼部病变。最主要的是晶状体小且呈球形,悬韧带脆弱、易于断裂,常有晶状体半脱臼或脱臼。房角发育异常,有中胚叶组织残存,Schlemm 管的大小、形状和部位不规则等。部分病例可合并青光眼,常因晶状体脱臼和房角发育异常所致。此外,尚可有视网膜脱离、永存瞳孔膜、虹膜缺损、斜视和眼球震颤等。

2.治疗

如晶状体移位明显,瞳孔无晶状体区较大,可用镜片矫正视力。对于继发性青光眼应根据晶状体移位的情况而采取不同措施:晶状体嵌于瞳孔区而致瞳孔阻滞者,可先用散瞳剂,如症状不能缓解可作虹膜切除或晶状体摘出术;晶状体脱位于前房者则摘出之;如伴有房角发育异常,则按婴幼儿型青光眼处理。

(二)球形晶状体短指综合征(Marchesani 综合征)

本症是一种眼部畸形合并骨骼改变的先天性疾病,与 Marfan 综合征的骨骼改变相反,其肢体、指、趾短粗,皮下脂肪丰富,肌肉发育良好。

1.临床表现

除晶状体小呈球形及伴有脱臼外,常由于悬韧带松弛致使晶状体前后凸度增大而形成瞳孔阻滞和晶体性近视。由于瞳孔阻滞、房角异常和晶状体脱臼等,所以青光眼的发生率较 Marfan 综合征明显增多。此外,尚可发生白内障、上睑下垂、永存瞳孔膜和眼球震颤等病变。

2.治疗

与 Marfan 综合征相同。

(三)同型胱氨酸尿症

1.临床表现

本症是一种隐性遗传的代谢性紊乱,是由于先天性缺乏胱硫醚合成酶而引起代谢性紊乱,血浆和尿中的同型胱氨酸增多。除眼部改变外,还可出现神经系统损害,如智力迟钝和惊厥;心血管系统损害,发生在冠状血管,脑和肾血管血栓而导致死亡;骨骼异常包括脊柱后凸、关节松弛、蜘蛛指、骨质疏松、骨折等;有些患者的表现很像 Marfan 综合征;肢体伸侧可有网状青斑以及面色潮红等皮肤损害。眼部表现主要为晶状体移位,因瞳孔阻滞而引起继发性青光眼,不少患者可能只有晶状体脱臼和同型胱氨酸尿。

2.诊断

除上述临床特点外,必须作血和尿氨基酸分析。

3.治疗

以药物治疗为主,如药物不能控制眼压而必须施行手术时,应注意采取预防血栓形成的措施。

(四)颜面血管瘤青光眼综合征(Sturge-Weber 综合征)

Sturge(1879)和 Weber(1929)对本病做了详细叙述,故称为 Sturge-Weber 综合征。

1.临床表现

(1)皮肤血管瘤:常位于三叉神经第 1 支分布区域,口腔和鼻腔的黏膜也常受侵。

(2)眼部改变:主要表现为青光眼、脉络膜血管瘤和视网膜血管扩张等。常在儿童或成年时才发生青光眼。成年者为慢性单纯型。发生机制可能是由于眼内血管瘤淤血,增加了眼内容积,或由于血管增多、扩张而使房水生成增加,或因中胚叶组织残留或虹膜有异常血管阻塞房角,以及涡静脉回流受阻、上巩膜静脉压升高等所致。

(3)脑膜血管瘤及颅内钙化点可引起癫痫、偏瘫及精神异常等症状。

2.治疗

可滴用肾上腺素及毛果芸香碱等药物,也可做滤过手术。

(五)弥漫性神经纤维瘤病

1.临床表现

本病为家族性遗传性疾病。全身的末梢神经纤维增殖,形成广泛的大小不等的结节,多发生于皮肤,也可发生于内脏,同时有皮肤色素沉着。神经纤维瘤常侵犯眼睑和眼眶,引起眼睑下垂、眼球突出而眼眶扩大。在眼部受侵者中约50%合并青光眼。虹膜表面有散在的小结节及大片颜色加深的区域,可直达房角。神经纤维瘤也可直接侵犯房角,或由于肿物使虹膜移位而发生周边前粘连,或因房角发育不全而使眼压升高。

2.治疗

与婴幼儿型青光眼相同。

(六)无虹膜

本症为先天性虹膜畸形,常在周边部残存少量虹膜组织。由于发育不全的虹膜与角膜粘连或房角内充满中胚叶组织致使约30%的患者发生青光眼。

治疗:尽可能用药物控制眼压。如药物不能控制眼压,必须手术时可做小梁切除术。

(七)房角发育不全

房角发育不全又名中胚叶发育不全本症是眼前节的中胚叶发育不全引起的,为显性遗传性疾病,包括以下几种综合征。

1.后胚胎环

Schwalbe线特别突出,在角膜缘内呈一玻璃样半透明的环。裂隙灯下可以很容易地看到前移的Schwalbe环,它是接近房角处的角膜中胚叶组织的增殖。在房角镜或裂隙灯下可见周边虹膜有大的索条伸向Schwalbe线,有时在某些区域Schwalbe线与角膜脱离。这种房角改变称为Axenfeld异常,这种虹膜索条可能遮盖部分或全部小梁。约半数患者伴发青光眼。

2.Rieger综合征

Rieger综合征是双侧虹膜实质发育不全、后胚胎环、房角异常、伴有瞳孔异位及多瞳症,但没有原发性虹膜萎缩所具有的那种新形成的周边前粘连,并易于发生青光眼。青光眼多于 10～30 岁发病。此外常伴有牙齿异常。偶尔可合并白内障。在一个家族中有的成员可有上述全部异常,而其他成员可仅有轻度异常。

治疗与开角型青光眼相同,必要时可做滤过手术。

第二节 原发性闭角型青光眼

闭角型青光眼过去称为充血性青光眼,因其发作时眼前部有明显充血而命名。因结膜充血只是本病的一种表现而不是致病原因,此外,有一部分患者在发作时并没有结膜充血,所以现在多根据其发病机制——由于房角关闭而引起眼压升高而称为闭角型青光眼。

关于闭角型青光眼的发病率,因各家统计标准不一,差异很大。Duke-Elder 谓开角型青光眼为闭角型青光眼的 4～5 倍,但也有人报告两型的发病率近似甚或闭角型者多于开角型。近年来闭角型青光眼在原发性青光眼中所占的比例有增高的趋势。这可能是由于前房角镜的广泛应用,使一部分慢性闭角型青光眼获得正确的诊断,而以往是按有无充血来分类的,因此将不充血的部分病例归属于开角型青光眼。

闭角型青光眼多见于女性,发病率为男性的 2～4 倍。此病为中年和老年性疾病,发病年龄多在40岁以上,尤以 50～70 岁居多。有人报告前驱期多始于 55～60 岁,虽为双侧性疾病,但常一眼先发病,双眼同时发作者较少。闭角型青光眼与遗传有关,其发病与前房深度有肯定的关系,而前房深度是由遗传决定的。患者的亲属中前房浅和房角窄的较正常人口明显多见,但家族性的发病率却又较单纯性青光眼明显少见。本病的发作与季节有一定关系,冬季较夏季多,可能与冬季光线较少而使瞳孔开大有关。

一、病因

由于虹膜周边部机械性的堵塞了房角,阻断了房水的出路而使眼压升高。小梁和 Schlemm 管等房水排出系统一般是正常的。从解剖上的特点来看,闭角型青光眼发生于浅前房、窄房角的眼睛。其角膜较小,而晶状体相对地较大,睫状体较发达,虹膜在睫状体的止端常靠前,多为远视。这些解剖因素均可使前房变浅和房角狭窄,尤其是当晶状体相对大时,它与虹膜贴的较紧,因此房水由后房流经虹膜与晶状体的间隙时,受到的阻力就增加,形成生理性瞳孔阻滞,而使后房的压力升高,虹膜膨隆,房角变窄。

闭角型青光眼房水循环阻滞因发生的部位不同可分为房角阻滞、瞳孔阻滞、睫状阻滞和玻璃体阻滞。闭角型青光眼眼压由于周边虹膜与小梁相贴,即房角阻滞,这是高褶虹膜型青光眼发病的原发机制;它常是继发于瞳孔阻滞,或者偶尔是由于其他机制,如睫状阻滞睫状体向前旋转,或者液体通过前玻璃体受阻(图 6-1)。在有炎症的眼睛房角相贴在数天内可发展为周边虹膜前粘连,而在慢性闭角型青光眼经过数月才形成周边前粘连。

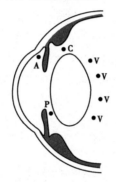

图 6-1　闭角型青光眼的 4 种阻滞部位
A.房角阻滞(经常见);P.瞳孔阻滞(常见);C.睫状阻滞(罕见);V.玻璃体阻滞(罕见)

(一)瞳孔阻滞

当前房相对较浅及虹膜-晶状体隔前凸的时候(由于晶状体厚及其前表面较陡),房水从后房到前房的正常流动的阻力较大。随年龄增长晶状体变厚阻力增加(年龄增长前房变浅,在 60 岁时前房深度约为 3.5 mm)。这将增加前后房的压力差,因而虹膜周边部向前突,此部分未被瞳孔括约肌所拉紧,周边虹膜将压向小梁网而阻碍房水外流。这样瞳孔阻滞将导致房角阻滞,这是急性闭角型青光眼发作最常见的原因。这可解释在急性发作前常会有间歇性眼压升高而能自发缓解。当眼压升高,瞳孔括约肌将不全麻痹,瞳孔将开大,这将减少虹膜与晶状体的接触面积,前后房的压力差将减少,虹膜根部将后陷,因而到小梁网的通路将被打开,发作自发停止。在许多不同的促使发作的形态的与功能的因素之间存在着细微的平衡。由于光线暗而降低瞳孔括约肌的张力,可压迫张力小的虹膜周边部使其贴到小梁网,因而在黄昏的光线下常发生青光眼的急性发作。同样理由,在一个易发眼,散瞳检查后,当瞳孔再缩小时常会出现发作。

闭角型青光眼的眼球常较短,角膜直径较小,晶状体前面距角膜的距离常近
1 mm,晶状体较正常者约厚 0.6 mm。薄的虹膜根部与虹膜睫状区之间常有阶
梯样移行区,此区最先接触房角结构。另外,房水外流增加对虹膜可产生吸引作
用。做小的虹膜周边切除孔可永远解除瞳孔阻滞,形成前后房的通路(图 6-2)。
眼前节结构的局部解剖关系受调节的影响,尤其是受拟副交感药物和抗副交感
药物的影响(图 6-3)。

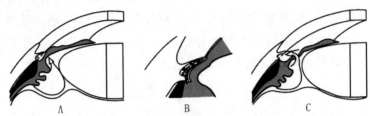

图 6-2 瞳孔阻滞所致房角关闭及虹膜切除的作用

A.厚的虹膜根部首先被推向角膜周边部;B.由于生理性房水外流,房角完全阻滞,小
梁网压 Schlemm 管;C.虹膜根部小开口,前后房压力平衡,虹膜根部后房水到达房角

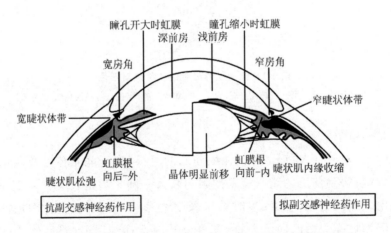

图 6-3 抗副交感神经药及拟副交感神经药对眼前节的作用

Barkan 等发现在闭角型青光眼中,75%患者前房深度＜1.5 mm,前房越浅,
房角关闭的机会越大。Lowe 认为前房深度＞2.5 mm 者很少发展为房角关闭,
而前房浅于 2.5 mm 者则易发生。具有上述解剖特点的眼球并不都发生青光
眼,其中约有 10%可能发展为闭角型青光眼。在一些诱因的影响下,才促使房
角关闭,眼压升高。这些因素主要是以下几种。

1.瞳孔散大

停留在暗处、用散瞳剂以及精神因素等均可使瞳孔散大。瞳孔散大时虹膜

周边部阻塞了窄房角,妨碍房水的排出而引起眼压升高。但当瞳孔极度散大时,虹膜与晶状体周边部的贴附又变松。可解除瞳孔阻滞而减轻青光眼发作的因素。Chandler 认为瞳孔中度散大时是最危险的,该时瞳孔阻滞尚未解除,而松弛的虹膜被增高的后房压力推挤向前,阻塞房角(图 6-4)。

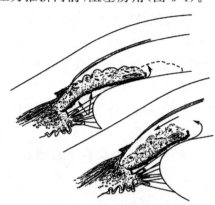

图 6-4　瞳孔大小对房角的影响;窄房角眼,晶状体位置靠前

上:缩瞳时(虚线),虹膜紧贴晶状体,产生最大的瞳孔阻滞;瞳孔
中等度开大时,瞳孔阻滞尚未解除,松弛的周边部虹膜贴向小梁;
下:瞳孔充分开大,瞳孔阻滞缓解,房水流入前房,虹膜离开小梁

2.缩瞳剂

有些窄房角的患者用强缩瞳剂后,尤其是胆碱酯酶抑制剂,可引起青光眼的急性发作。因瞳孔缩小时,虹膜与晶状体接触弧增大且相贴更紧,产生瞳孔阻滞。同时这些药物还可引起虹膜和睫状体的血管扩张、睫状肌收缩、晶状体韧带松弛、晶状体向前移位,而这些因素均可加重瞳孔阻滞。

3.血管神经因素

由于血管神经调节中枢失调引起血管舒缩功能紊乱,可使毛细血管扩张,血管渗透性增加,睫状体水肿、向前移位而堵塞房角;还可使房水生成过多,后房压力增高,周边虹膜向前膨隆关闭房角。此外,脉络膜血管扩张也可使玻璃体和晶状体向前移位。情绪波动或过度疲劳所引起的闭角型青光眼发作可能与血管舒缩功能失调有关。

(二)睫状阻滞

睫状肌的纵行纤维附着在巩膜突上,有些纤维可能向前进入小梁网。由于睫状肌痉挛、应用缩瞳剂或调节等可使睫状肌收缩,将睫状体向前拉并围绕巩膜突使其旋转,这将导致房角变窄,因睫状体挤压虹膜后面,睫状突向前转,韧带松弛使晶状体变圆前移使前房变浅。睫状体发炎肿胀可有同样的作用,严重时可在瞳孔区看到睫状突。正常情况下晶状体赤道部与睫状体之间仅相距 0.5 mm,在睫状体肿胀及其围绕巩膜突向前旋转时,如某些眼球睫状环较小,晶状体相对较大,可使晶状体和睫状体间的间隙变小或消失,即可产生睫状阻滞,房水不能通过晶状体与睫状突之间的间隙进入后房,而是向后流进入玻璃体或玻璃体之后,将推晶状体-虹膜隔向前,使前房极度变浅甚或消失,同时也加重了瞳孔阻滞和房角关闭,而引起眼压升高发生睫状环阻滞性青光眼,或称恶性青光眼。

动物试验表明缩瞳剂可引起:①虹膜变薄。②睫状体更呈三角形(变扁程度减轻),使睫状突与晶状体赤道部相接触。③使小梁网间隙加大,因为睫状肌牵拉巩膜突。

睫状肌麻痹剂有相反的作用。去氧肾上腺素也有使睫状体变扁的作用(图 6-5)。

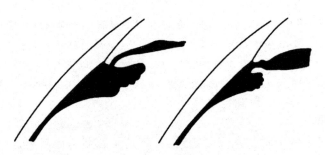

图 6-5　缩瞳剂及睫状肌麻痹剂对睫状体的作用

左:用缩瞳剂后,睫状体呈三角形,虹膜变薄;右:用睫状肌麻痹剂后,睫状体变扁平,虹膜变厚

(三)前玻璃体阻滞

试验研究表明,在正常情况下,液体可通过玻璃体没有任何阻力,但是在灌注压升高时,该阻力明显增加。白内障囊内摘除术后的无晶状体眼的瞳孔阻滞,瞳孔被突出的玻璃体所充满,前房是浅的,这种情况甚至可出现在有通畅的虹膜切除时,在裂隙灯检查时可很清楚地了解到前玻璃体起到几乎不渗透的膜的作用。有时散大瞳孔可以使房水流入前房,散瞳可以减少瞳孔缘与前玻璃体表面的接触,并增加可用来使液体通过的玻璃体的面积。在有些病例,只有切开前玻璃体才能使液体通过瞳孔自由流动。当前可用 YAG 激光切开前玻璃体达到同样目的。

二、临床表现

闭角型青光眼可为急性、亚急性或慢性。常可见到这些型的联合存在,一个患者有急性或亚急性发作,可在一眼或双眼有深的视盘凹陷,这是由于长期存在的慢性闭角型青光眼。另一方面,慢性闭角型青光眼患者可有无症状的或间歇性发作的房角关闭。所以许多研究把闭角型青光眼分为两类,分为急性与慢性,后者包括一些亚急性的病例。睫状环阻滞性青光眼属于闭角型青光眼。

(一)急性闭角型青光眼

此型青光眼在发生房角闭塞时,眼前部有明显充血,其临床过程可分6期。

1.青光眼临床前期

凡一眼曾有急性发作,另眼虽无发作史,但具有浅前房和窄房角等解剖特点,迟早都有发作的可能性;有急性闭角型青光眼家族史、浅前房和窄房角的眼睛,没有青光眼发作史但激发试验阳性者均属临床前期。

2.前驱期

患者有轻度眼痛,视力减退,虹视并伴有轻度同侧偏头痛,鼻根和眼眶部酸痛和恶心。眼部检查可有轻度睫状充血、角膜透明度稍减退、前房稍变浅、瞳孔略开大和眼压轻度增高。总之,自觉和他觉症状均轻微。上述症状多发生于疲劳或情绪波动后,常于傍晚或夜间瞳孔散大情况下发作,经睡眠或到光亮处,瞳孔缩小,症状常可自行缓解。发作持续时间一般短暂而间隔时间较长,通常在1～2小时或数小时后,症状可完全消退。多次发作后则持续时间逐渐延长,而间隔时间缩短,症状逐渐加重而至急性发作期,也有少数病例不经过前驱期而直接表现为急性发作。

虹视是闭角型青光眼的一种特殊的自觉症状。当患者看灯光时可见其周围有彩色环与雨后天空出现的彩虹相似,故名虹视。这是由于眼压升高后,眼内液循环发生障碍,引起角膜上皮水肿,从而改变了角膜折光所致。虹视是青光眼发作的主要症状之一,但是出现虹视不一定都是青光眼。正常人在暗室内看一个小亮灯,即可见其周围有彩环,这是由于晶状体的折射所致,属于生理性者。在晶状体核硬化时更易出现这种现象。但这种虹视环的直径较小,而当青光眼引起病理性虹视时,患者多能说出虹视环的大小、形状和色泽的层次。角膜上皮水滴越小而密集,虹视环则越大。当泪液中混有黏液或脂性分泌物时,也可出现虹视,而且虹视环也较大,但在瞬目或拭洗后虹视立即消失,而青光眼者则不然。角膜瘢痕、晶状体或玻璃状体混浊也可产生类似虹视现象,但为长期持续性存在。

为了区别生理性和病理性虹视,可让患者通过一个狭窄的裂隙观看一个光源,将裂隙垂直放置,并在瞳孔前方移动,如为生理性晶状体性虹视,在裂隙移动的过程中,虹视仅有部分可见,而且其位置随裂隙片的移动而改变。当裂隙位于瞳孔边缘时,晶状体水平放射状纤维起折射作用,所以在上方和下方可见一段横行彩色弧;在裂隙位于瞳孔中央时,晶状体的垂直纤维起折射作用,则在水平方向两侧各有一段纵行彩色弧;而当裂隙位于瞳孔缘与瞳孔中心之间时,晶状体的斜行纤维起折射作用,则可在右上、右下,左上和左下四个方向各有一段短的斜行彩色弧,去掉裂隙片后则虹视恢复圆形。而病理性虹视在裂隙片移动的过程中,彩色环维持圆形,仅颜色稍发暗而已。此外,正常人在雾中观看小而亮的路灯时也可发现虹视,这是因为空气中水分较多,与雨后天晴所出现的彩虹相同,没有临床意义。

3.急性发作期

起病急,房角大部或全部关闭,眼压突然升高。患者有剧烈眼痛,视力极度下降及同侧偏头痛,甚至有恶心、呕吐、体温增高和脉搏加速等。球结膜呈睫状充血或混合性充血,并有结膜水肿,角膜后壁有棕色沉着物。前房极窄,因虹膜血管渗透性增加可出现前房闪光和浮游物,虹膜水肿,隐窝消失。如高眼压持续时间长,可使限局的1～2条放射状虹膜血管闭锁,造成相应区域的虹膜缺血性梗死而出现扇形虹膜萎缩。从色素上皮释放的色素颗粒可沉着在角膜后壁和虹膜表面。由于高眼压使瞳孔括约肌麻痹而使瞳孔中度开大,呈竖椭圆形。可有虹膜后粘连,但一般不太严重。晶状体前囊下可出现灰白色点状、条状和斑块状混浊,称为青光眼斑。这种混浊有些可吸收,有些则持续存在,以后被新的晶状体纤维覆盖,因此从青光眼斑在晶状体内的深度,可以估计急性发作以后所经过的时间。眼压明显升高,多在 6.7 kPa(50 mmHg)以上,高者可达 10.7 kPa(80 mmHg)。因角膜上皮水肿,常需在滴甘油后才能看清眼底,视盘充血、轻度水肿,有动脉搏动,视网膜静脉扩张,偶见小片状视网膜出血。前房角镜下可见虹膜周边部与小梁紧相贴附,房角关闭,多数病例仅用裂隙灯检查即可看到这种改变。如急性发作持续时间不长,眼压下降后房角尚可重新开放,或有局限性粘连,小梁上有色素沉着;如持续时间长,则形成永久性房角粘连。

房水流畅系数明显下降,如眼压下降后房角重新开放,房水流畅系数可恢复正常;但如虹膜和小梁贴附时间过久,小梁已受损害,即或是房角重新全部开放,房水流畅系数也不能恢复正常。青光眼急性发作的"三联征"是指虹膜扇形萎缩、角膜后壁和晶状体前囊的色素沉着以及晶状体的青光眼斑,这是青光眼急性发作后的标志。

急性发作的转归:大多数病例症状部分缓解而进入慢性期。有些病例症状完全缓解而进入间歇期,少数病例急性发作严重,眼压极高,而又未能及时控制,可于数天内失明。

4.间歇期

青光眼急性发作后,经药物治疗或自然缓解,房角重新开放,眼压和房水流畅系数恢复正常,使病情得到暂时的缓解,称为间歇期。如用药后得到缓解需在停药后,眼压和 C 值正常者,才能属于此期。由于瞳孔阻滞等病理改变并未解除,以后还会复发。如急性发作时未遗留永久性损害,在间歇期检查,除前房浅、房角窄以外,无任何其他阳性所见,只能根据病史及激发试验来确定诊断。

5.慢性期

慢性期是由急性发作期症状没有全部缓解迁延而来,常因房角关闭过久,周边部虹膜与小梁发生了永久性粘连。当房角圆周 1/2～2/3 发生粘连时,房水排出仍然受阻,眼压则继续升高。在慢性期的早期,急性发作期的自觉症状及检查所见均继续存在,但程度减轻,到晚期则自觉症状和充血均消退,仅留下虹膜萎缩,瞳孔半开大,形状不规则和青光眼斑。房角粘连常是宽基底的周边前粘连,虹膜和 Schwalbe 线粘连。慢性期的早期视盘尚正常,当病情发展到一定阶段时,视盘逐渐出现病理性陷凹和萎缩,视野可出现类似单纯性青光眼的改变,最后完全失明而进入绝对期。

6.绝对期

视力完全消失。由于长期高眼压,患者已能耐受,故自觉症状常不明显,仅有轻度眼胀头痛,但有些病例尚有明显症状。球结膜轻度睫状充血,前睫状支血管扩张,角膜上皮轻度水肿,有时可反复出现大泡或上皮剥脱而有明显疼痛等刺激症状,角膜也可发生带状混浊。前房极浅,虹膜萎缩,有新生血管,瞳孔缘色素层外翻和晶状体混浊。巩膜出现葡萄肿,严重时在外力影响下可发生眼球破裂。绝对期青光眼的晚期由于整个眼球变性,睫状体的功能减退,眼压可低于正常,最后眼球萎缩。由于这种眼球的抵抗力较低,常发生角膜溃疡,甚至发展为全眼球炎,最终形成眼球痨。

(二)慢性闭角型青光眼

此型的特点是发作时眼前部没有充血,自觉症状不明显,根据房角的形态又可把它分为两型。

1.虹膜膨隆型

这一型常有小发作,发作时自觉症状轻微,仅有轻度眼胀、头痛及视物稍模糊,但常有虹视。球结膜不充血,角膜透明或上皮轻微水肿,前房极浅,虹膜稍有膨隆,瞳孔可正常,对光反应存在或略迟缓,眼压一般在5.3～6.7 kPa(40～50 mmHg)。发作时房角大部或全部关闭。因发作时虹膜无明显水肿、充血,虹膜虽与小梁相贴,但不会像充血性发作那样快的形成永久性粘连。在亮处或睡眠后因瞳孔缩小,房角可再开放,眼压即恢复正常,症状完全消退。早期患者的发作持续时间较短而间隔时间较长,以后病情发展,间隔时间逐渐缩短。反复发作后,房角逐渐发生粘连,基础眼压逐渐升高,房水流畅系数下降。晚期可出现视盘萎缩,但陷凹常不深,并伴有视野缺损。此型青光眼多数病例表现为反复小发作,病情逐渐发展,如治疗不当,最后完全失明而进入绝对期。少数病例可无任何自觉症状,偶尔在慢性期内可出现急性发作。

2.虹膜高褶型或房角缩短型

此型较少见,约占闭角型青光眼的6%。患者多无自觉症状,有时有虹视,偶尔可有充血性急性发作。本型的特点是前房轴部深度正常而周边部极浅,虹膜平坦、不向前膨隆。引起房角关闭的原因不是瞳孔阻滞,而是由于虹膜的止端位于睫状体的前部,虹膜周边部有明显皱褶且极近小梁。当瞳孔散大时,周边部虹膜隆起易与小梁相贴而使房角关闭。根据虹膜的形态,Shaffer 等称之为虹膜高褶型。此型青光眼的房角粘连是由最周边部房角隐窝处开始,而房角入口处是开放的。前房角镜检查可见小梁前部返回的光线与虹膜的反光带是连续的,形成几何角,光切线不移位。周边前粘连自隐窝处向前进展,逐渐达 Schwalbe 线。在同一眼内,房角改变差异很大,有些部分有程度不等的前粘连(粘连可达睫状体带、小梁或 Schwalbe 线),而另一部分房角仍然开放。眼压升高的程度与房角粘连的范围成正比。因为房角粘连是由周边部开始渐向前进展的,好像房角在逐渐变短,故 Gorin 称它为房角缩短型(图 6-6、图 6-7)。

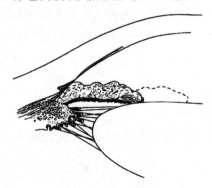

图 6-6 虹膜高褶型

前房轴深正常,虹膜不膨隆,当瞳孔开大时,引起房角关闭

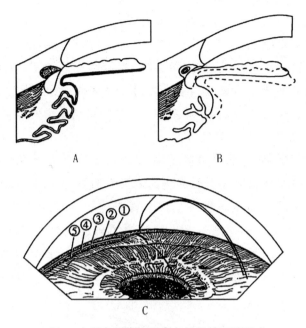

图 6-7 闭角型青光眼房角关闭的两种形式

A.房角入口处关闭:虹膜周边部与 Schwalbe 线粘连;B.先由房角周边部关闭,渐向 Schwalbe 线进展(房角缩短型);C.房角缩短的房角镜所见:注意粘连从周边(左)逐渐达 Schwalbe 线(右):①Schwalbe 线;②小梁;③Schlemm 管;④巩膜突;⑤睫状体

高褶虹膜型青光眼分为两种情况。①高褶虹膜构型:大多数高褶虹膜型青光眼属于此种,虹膜周边切除可以根治,房角加宽不明显,可能仅限于虹膜周边部。②高褶虹膜综合征:是指高褶虹膜型青光眼经虹膜周边切除后,虽有通畅的虹膜切除区,但是自发或药物散瞳后,可引起房角关闭而致眼压明显升高。一旦诊断为本综合征,则应持续使用缩瞳剂。

(三)恶性青光眼或睫状环阻滞性青光眼

1869 年 Von Graefe 首先描述了恶性青光眼。长期以来认为恶性青光眼是闭角型青光眼手术的一种严重并发症,发生率为 2%～4%。本病的特点是在抗青光眼手术后,前房极度变浅或完全消失,眼压升高,用一般的抗青光眼药物或手术治疗均无效,如处理不当,常可导致失明。学者们发现有一些没有做过抗青光眼手术的病例在局部滴用缩瞳剂后也可引起恶性青光眼。本病多发生在浅前房、窄房角、小眼球、小角膜、睫状环较小或晶状体过大的闭角型青光眼,尤其是在长期高眼压、术前眼压不易控制、经用高渗剂或碳酸酐酶抑制剂眼压虽暂下降而房角仍关闭者更容易发生。本病为双眼病,一眼发生后,另一眼做滤过手术后,甚或在滴用缩瞳剂后也可引起恶性青光眼。

发病机制主要是睫状环小或晶状体过大,使两者的间隙变窄,在抗青光眼手术、外伤、虹膜睫状体炎或局部点缩瞳剂等诱发因素的影响下,睫状体的水肿或睫状肌的收缩均可使睫状环进一步缩小、晶状体韧带松弛,因而睫状体与晶状体赤道部相贴,发生睫状体与晶状体阻滞,房水遂不能经正常的通路向前排流,而是向后倒流至晶状体后方及玻璃体后方,或进入玻璃体腔内,从而使晶状体-虹膜隔前移、前房轴部和周边部普遍变浅、虹膜周边部与小梁相贴致使房角闭塞而导致眼压升高。晶状体前移还可引起瞳孔阻滞而加重房角闭塞和房水在晶状体后方的潴留。在无晶状体眼玻璃体与睫状体粘连也可引起玻璃状体睫状体阻滞,使玻璃状体虹膜隔前移而产生与上述同样的病理改变。因这种青光眼是由于睫状体阻滞所产生的闭角型青光眼,故又名睫状环阻滞性青光眼(图 6-8)。

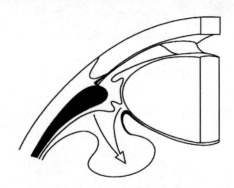

图 6-8 睫状环阻滞性青光眼

大晶状体嵌入睫状环,房水流向晶状体后拟副交感神

经药物加重阻滞,抗副交感神经药物可打开房角

在术前鉴别缩瞳剂引起的恶性青光眼和瞳孔阻滞性闭角型青光眼是很重要的,因为两者的治疗方法完全不同,如诊断错误常可造成不良后果。瞳孔阻滞性闭角型青光眼多发生于老年女性,前房周边部变浅而轴部一般仅中度变浅,双眼前房深度相同,用缩瞳剂治疗可使眼压下降;而恶性青光眼的发病率较前者为少,可发生于任何年龄,前房轴部及周边部普遍变浅,另一眼的前房可以是正常的,用缩瞳剂无效或反而使眼压升高,而用散瞳睫状肌麻痹剂可使眼压下降。所以当闭角型青光眼用缩瞳剂治疗无效、甚至引起眼压升高、前房进一步普遍变浅时,应想到可能是缩瞳剂引起的恶性青光眼。如果在另一眼试点缩瞳剂也发生同样变化,即可确定诊断。

三、诊断

在做眼部检查的过程中,应注意易患眼房角关闭的解剖形态,当有可疑发现时可做激发试验以确定发生房角关闭的可能性。

(一)常规检查

1.眼压

除检查时房角呈关闭状态或已至慢性期,一般眼压正常。发作前或发作之间 C 值正常,除非房角已发生粘连。

2.前房深度

(1)手电筒侧照法:以聚光灯泡手电筒自颞侧角膜缘平行于虹膜照射,如虹膜平坦,全部虹膜均被照亮;如有生理性虹膜膨隆,则颞侧虹膜被照亮,根据虹膜膨隆程度不等而鼻侧虹膜被照亮的范围不等(图 6-9)。Herick 提出,鼻侧虹膜全部不能被照亮者,相当于 Shaffer 前房角分类法的 0～Ⅱ级,即≤20°,为窄房角。

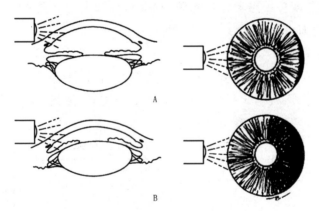

图 6-9 侧照法检查前房深度

A.深前房;B.浅前房

我国青光眼学组采用此方法检查前房轴深的分级标准如下。①深前房:整个虹膜均被照亮。②中前房:光线达虹膜鼻侧小环与角膜缘之间。③浅前房:光线达虹膜小环的颞侧或更少范围。

对一组正常人用此法及 Haag-Streit 900 型裂隙灯所附前房轴深测量器测量前房轴深,结果如下。①深前房:均数为 3.3 mm,范围为 2.9～3.7 mm。②中前房:均数为 2.8 mm,范围为2.5～3.1 mm。③浅前房:均数为 2.4 mm,范围为2.1～2.7 mm。

（2）裂隙灯法：测量周边前房深度，为 Van Herick 提出。以极窄光源，于颞侧，光线垂直于角膜缘照在角膜-虹膜间隙消失点的稍前方，角膜显微镜与光源夹角为 60°。周边前房深度以角膜光切面的厚度表示，并以此估计前房角宽度，其关系见表 6-1。

表 6-1　周边前房深度与房角宽度关系表

周边前房深度	Shaffer 房角分级	临床意义
1 CT	Ⅳ级（35°～45°）	不可能关闭
1/2 CT	Ⅲ级（25°～35°）	不可能关闭
1/4 CT	Ⅱ级（20°）	可能关闭
<1/4 CT	Ⅰ级（10°）	最终将关闭

上述方法，裂隙光源在角膜颞侧，且与显微镜的夹角为 60°，检查时不方便。河南眼科研究所将之改为置裂隙光源于 6 点处，光源与显微镜间夹角为 30°～45°，因为周边前房深度是以其对应处角膜厚度来估计，所以不必严格规定光源与显微镜间的角度。令患者注视光源，观察角膜缘稍内处角膜后壁与虹膜间的距离，即为周边前房深度，也以角膜厚度表示。

3.前房角镜检查

前房角镜下可将前房角按 Scheie 分类法（根据房角结构中所能看到的部位，分为宽角及窄 1、窄 2、窄 3 及窄 4）或 Shaffer 分类法（按虹膜周边部与小梁网间的几何夹角分），两者的关系见表 6-2。

表 6-2　Shaffer 和 Scheie 前房角分级

几何夹角	分级（Shaffer）	分级（Scheie）	可见的最后部房角结构
35°～45°	Ⅳ	宽	睫状体带全可见
25°～35°	Ⅲ	窄 1	睫状体带部分可见
20°	Ⅱ	窄 2	巩膜突/后部小梁网
10°	Ⅰ	窄 3	前部小梁网/Schwalbe 线
0°	0（裂隙状）	窄 4	Schwalbe 线不可见

这些分类方法在临床很实用。Spaeth 指出，为了全面描述房角，应记录 3 种因素：①房角的几何夹角。②虹膜根部的形态（凸、平或凹）。③虹膜在睫状体上附着的位置（前或后）。

4.房角的几何夹角

（1）房角的几何夹角：以 Schwalbe 线为标准，将 Schwalbe 线与巩膜突的假想连线,与虹膜之间的夹角分为 20°、30°、40°(图 6-10)。

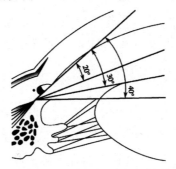

图 6-10 Spaeth **房角分级法**

(2)虹膜根部的形态:以第一个字母代表,分为 b、p、f、c 四级,如图 6-11 所示。

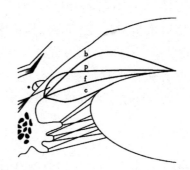

图 6-11 Spaeth **房角分级法虹膜形态**

b:虹膜弓形向前隆起;p:高褶虹膜形态;f:虹膜平坦;c:虹膜向后凹陷

(3)虹膜在睫状体上附着的位置:以第一个字母代表,分为 A、B、C、D、E 五级,如图 6-12 所示。

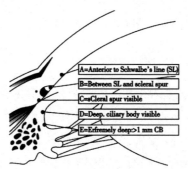

图 6-12 Spaeth **房角分级法虹膜根部附着位置**

A.虹膜附着在 Schwalbe 线之前;B.位于 Schwalbe 线与巩膜突之间;C.可以看见巩膜突;D.深,可以看见睫状体带;E.非常深,睫状体带宽度>1 mm

（二）激发试验

凡具有浅前房、窄房角、并有发作性虹视、视、眼胀、头痛、眼眶或鼻根部酸胀等病史的 35 岁以上，尤其是女性患者应考虑闭角型青光眼的可能，需密切追踪观察，必要时做激发试验以明确诊断。

1.暗室试验

Seidel 于 1828 年首先介绍此方法。其作用机制是在暗室中瞳孔散大，虹膜根部拥塞于房角使之关闭而导致眼压升高。其方法是先在明亮室内测眼压，然后令患者在暗室内停留 1～2 小时后于弱光下再测眼压，如眼压上升≥1.07 kPa，或顶压达 4 kPa，前房角镜下房角关闭为阳性。应注意嘱咐患者不可入睡，因睡眠时瞳孔缩小可影响试验结果。有些闭角型青光眼患者 1 小时暗室试验呈阴性，而 2 小时后才出现阳性结果。但时间长眼压可能上升过高，最好在暗室内装置号灯，患者如有不适可随时发出信号，也可根据周边前房的深度来选择暗室试验时间的长短。周边前房为1/4～1/2角膜厚度者可用 2 小时，小于 1/4 角膜厚度者先用 1 小时，如为阴性再做 2 小时暗室试验。这种试验方法较其他试验方法更合乎生理，比较安全，所产生的急性房角关闭容易控制，但暗室试验的阳性率不高是其缺点。

2.俯卧试验

Hyams 1968 年首先报告此方法。其作用机制是在俯卧位时由于重力关系晶状体-虹膜隔向前移位，使窄房角关闭。试验方法是先测量眼压，在亮室内俯卧于检查台上，额部垫以枕头。注意不要压迫眼球，不能入睡。1 小时后迅速转为仰卧位再测量眼压。眼压上升≥1.07 kPa，前房角镜下房角关闭为阳性，但宽开角者也偶有眼压升高。此试验也是在生理状况下进行，尤其适用于在这种体位有症状的患者，闭角型青光眼的阳性率为 70.2%，可疑闭角型青光眼为48.2%，开角型青光眼为 7.1%。

3.暗室加俯卧试验

Harris 于 1972 年首先提出，为了提高激发试验的阳性率而将以上两种试验联合使用。做法与俯卧试验相同，唯在暗室内进行，俯卧后测眼压必须在弱光下进行。眼压升高≥1.07 kPa，房角关闭者为阳性。Harris 曾对同一组窄房角患者先后做了这 3 种激发试验并进行比较，结果是俯卧试验的阳性率为 58%，暗室试验为 53%，而暗室加俯卧试验则为 90%。

4.散瞳试验

1928 年，Seidel 和 Serr 介绍这种方法。其作用机制为瞳孔散大后周边虹膜堵塞房角而致房角关闭。方法是先测眼压,滴 2% 后马托品液 1 滴,待瞳孔散大至 5 mm 时开始测眼压,每 15 分钟测 1 次,共 4 次,然后每 2 小时测 1 次,也测 4 次(同时记录瞳孔的大小)。眼压较散瞳前上升≥1.07 kPa 为阳性。

散瞳试验可诱发急性房角闭塞,对窄房角患者有一定的危险,有些人不愿采用。暗室试验阴性的患者可考虑做散瞳试验,最好一次只检查一眼,滴散瞳剂后应密切观察瞳孔的变化。瞳孔中度开大时最易诱发眼压升高,因此时既能保持瞳孔阻滞,又可使周边虹膜堵塞房角。最好在这时测量眼压,不必机械地按规定时间检查。如眼压已升至 4.7 kPa(35 mmHg)以上则立即做房角检查,然后滴 1% 毒扁豆碱以防止急性发作。散瞳试验阴性者也应将瞳孔缩小。大部分闭角型青光眼在散瞳后可引起眼压升高,也有少数病例眼压并不升高,尤其是在瞳孔迅速极度散大而不停留在中等度开大阶段。这是因为晶状体前面呈弧形,周边部较薄,虹膜贴于周边部晶状体上,房角是开放的,托品类药物可麻痹瞳孔括约肌,从而减轻瞳孔阻滞,生理性虹膜膨隆也随之缓解;散瞳类药物还可以麻痹睫状肌而使前房加深。有人报告散瞳试验的阳性率为 45.6%。散瞳试验阴性者也不能完全除外青光眼。从理论上讲散瞳试验对闭角型青光眼并不是理想的方法。

5.缩瞳试验

适用于房角关闭眼压升高的窄角青光眼。滴 0.5% 莫西赛利,使关闭的房角开放,眼压明显下降。假使前房角镜下证实房角开放,即可排除开角型青光眼的成分,可选择虹膜周边切除术。滴 0.5% 毛果芸香碱也可使眼压下降,房角开放,但毛果芸香碱还有使 C 值增加的作用,所以不能用作诊断。

6.毛果芸香碱/去氧肾上腺素试验

2% 毛果芸香碱及 10% 去氧肾上腺素同时滴,每分钟 1 次共 3 次,使瞳孔中等开大,如果未引起阳性反应(眼压升高>1.07 kPa),2 小时后则重复该试验。如果 90 分钟后第 2 次试验仍为阴性,以 0.5% 莫西赛利结束,在另一天用 0.5% 托品卡胺作散瞳试验。

7.激发试验的临床评价

激发试验阴性并不能排除将来发生房角关闭的可能性。前房角镜检查为窄角是重要的发现。房角愈窄发生房角关闭的危险性愈大,应进行密切观察。假使暗室试验或俯卧试验阳性,或对侧眼曾有急性发作史者,均可为虹膜切除的适应证。虽然散瞳试验阳性,表明在试验条件下能产生房角关闭,但无确切证据表明试验阳性者将自发进展为急性房角关闭。这种眼睛未经治疗偶尔可能发展为急性闭角型青光眼,但是如果用缩瞳剂治疗也可能形成20°宽开房角。这种眼在缩瞳剂治疗下,不会发生房角关闭。所以,对于这种患者如能按医嘱用药,可继续缩瞳剂治疗,尤其是因为年龄或全身健康不适于手术者。

四、鉴别诊断

(一)与急性虹膜睫状体炎鉴别

急性闭角型青光眼急性发作时,一般诊断并不困难,但如症状不典型,或检查不够细致,有时可与急性虹膜睫状体炎相混淆,而两者的治疗完全相反。如诊断错误,治疗不当,可造成严重后果,故应注意鉴别(表6-3)。

表6-3　急性闭角型青光眼急性发作期与急性虹膜睫状体炎的鉴别表

鉴别点	急性闭角型青光眼急性发作	急性虹膜睫状体炎
自觉症状	虹视、眼痛、剧烈偏头痛,伴有恶心、呕吐	疼痛较轻
视力	突然明显减退	逐渐减退
角膜	上皮水肿、有时可见后弹力膜皱襞及少量色素沉着物	透明,后壁有灰白色沉着物较多
前房	明显变浅,前房闪光阴性或可疑阳性,偶见浮游物	深度正常,前房闪光明显阳性,有浮游物
瞳孔	散大,呈竖椭圆形,对光反应消失	缩小,有后粘连,呈不整形,对光反应迟钝或消失
眼压	明显升高	正常、偏低或稍升高

(二)与全身其他系统疾病鉴别

因急性闭角型青光眼急性发作期常伴有头痛、恶心、呕吐、脉搏加快、体温升高等症状,可被误诊为脑血管疾病或胃肠系统疾病,而忽略了眼部的检查,常因此而延误青光眼的治疗,造成严重后果甚至失明。故应详细询问病史并进行眼部检查,以便及时诊断,早期治疗。

(三)其他

慢性闭角型青光眼的自觉症状不明显,易被漏诊或误诊为开角型青光眼,前者常有典型的小发作史,而开角型青光眼无自觉症状;慢性闭角型青光眼的视盘陷凹常较开角型者浅;前者房角常为窄角且有粘连而后者多为宽角,但有些也可为窄角,主要的鉴别方法是在高眼压情况下检查房角,如房角开敞则为开角型青光眼。

五、治疗

闭角型青光眼是由于瞳孔阻滞引起房角闭塞所致,故治疗时应解除瞳孔阻滞,使房角重新开放,一般以手术治疗为主。

(一)急性闭角型青光眼

1.前驱期和间歇期

早期行激光虹膜切开术或虹膜周边切除术可获得根治。如因其他原因不宜手术,可滴1%～2%毛果芸香碱液,密切追踪观察。

2.急性发作期

应积极抢救,尽快使房角开放,以免发生永久性周边前粘连。在高眼压情况下手术不但并发症较多,手术效果也差。应先用药物控制眼压,使充血现象消退后再行手术。为使眼压迅速下降可同时使用几种药物。滴0.5%～1.0%毒扁豆碱液每10分钟1次,共3次,同时滴2%毛果芸香碱液,每5～10分钟1次,根据病情决定持续用药时间。此外,可口服乙酰唑胺0.5 g,甘油50 g,球后注射2%普鲁卡因1.5 mL,以麻痹睫状神经节,减少房水生成和止痛。如眼压仍不下降或因恶心呕吐不能口服药物时,则可静脉滴注30%尿素(1.0～1.5 g/kg体重),或20%甘露醇(1～2 g/kg体重),每分钟60滴左右。经上述处理后眼压多能降至正常,但仍应继续使用缩瞳剂,并根据眼压情况酌情采用碳酸酐酶抑制剂及高渗剂。注意检查房角,如房角仍关闭,则应及时手术,切不可因眼压已趋正常而忽略了房角的观察,造成假性安全感而延迟手术,以致形成周边前粘连,失去作虹膜周边切除而能治愈的机会。如房角已大部或全部开放,则可观察数天,待炎症消退后再做手术。这时在眼压降至正常后逐渐减少至停用碳酸酐酶抑制剂和高渗剂后,做眼压描记。可考虑采用下述治疗方案,即在缩瞳剂下眼压能控制于2.67 kPa以下,房水流畅系数>0.20、房角2/3以上开放者,可做虹膜周边切除术;缩瞳剂不能控制眼压,房水流畅系数<0.10,房角粘连已达2/3圆周者,需做滤过手术;情况介于两者之间者,即眼压能用缩瞳剂控制,房水流畅系数在0.10～0.20之间,房角粘连已达1/2圆周,因滤过手术较虹膜周边切除术的近期和远期合并症均多,可先做虹膜周边切除术,眼压不能控制时可加用缩瞳剂或再做滤过手术。目前已广泛采用激光虹膜切开术代替周边虹膜切除术。如用药物不能将眼压降至正常,则应手术。为了防止在高眼压下做滤过手术容易发生合并症,可先做后巩膜切开术,在眼压再次升高以前做滤过手术。

3.慢性期

此时房角已大部粘连,应行滤过手术。

4.临床前期

文献报道有 53%～68% 会发生急性发作,故多数人主张做预防性虹膜周边切除术以期获得治愈。目前多采用激光虹膜切除术。

5.绝对期

可继续滴用缩瞳剂,如疼痛剧烈,可球后注射乙醇,必要时摘除眼球。

(二)慢性闭角型青光眼

应早期手术,手术方式的选择与急性闭角型青光眼相同。对虹膜高褶型患者应做虹膜周边切除术,大多数可以治愈,少数术后仍有发作者,可长期应用毛果芸香碱液控制复发。应慎用散瞳剂,必要时,可用肾上腺能药物而不用睫状肌麻痹剂。

(三)恶性青光眼

1.药物治疗

应用散瞳睫状肌麻痹剂,如 1%～4% 阿托品液每天 2～4 次,可使睫状肌松弛,晶状体韧带紧张,缓解睫状环阻滞,使晶状体-虹膜隔后移,前房恢复,房角开放,眼压下降。可同时应用碳酸酐酶抑制剂和高渗剂,使房水生成减少并可使玻璃状体脱水、眼球后部体积减小,有利于晶状体-虹膜隔后移。局部或全身应用皮质类固醇可减轻睫状肌的充血、水肿,并防止晶状体或玻璃状体与睫状体发生粘连。经上述治疗后,有半数患者在 2～3 天内前房恢复,眼压下降,此后逐渐减少药物,散瞳睫状肌麻痹剂仍需长期滴用,滴药次数可根据眼压情况酌定。

2.手术治疗

对经上述药物的充分治疗而前房仍不能形成的顽固病例,应做手术。目前较有效的方法有两种:①由睫状体平坦部抽吸玻璃状体内及其后方的积液,同时在前房内注入空气,使晶状体-虹膜隔后移,打破睫状环阻滞,恢复房水正常循环。术后继续使用散瞳睫状肌麻痹剂和皮质类固醇。这种手术安全、有效、合并症少,可作为首选。②摘出晶状体并用线状刀由瞳孔区向玻璃状体深部切开,使玻璃状体内的及其后方的液体由此切开的通道流入前房。此法也常可控制恶性青光眼,但术后反应较大。

(1)对侧眼的处理:如对侧眼眼压正常,房角开放,可试用缩瞳剂,如眼压升高,前房普遍变浅,表示此眼有易罹恶性青光眼的因素,应密切观察,必要时用散瞳睫状肌麻痹剂,以免眼压升高。注意:任何眼内手术、外伤或葡萄膜炎均有诱发恶性青光眼的危险。如对侧眼眼压升高,房角大部分闭塞,应检查前房,观察其对缩瞳剂及散瞳睫状肌麻痹剂的反应,如缩瞳剂并不使眼压升高,房角也不进一步变窄,则可用药物控制眼压后,做一般性抗青光眼手术,术后再应用皮质激素及散瞳睫状肌麻痹剂,以防止恶性青光眼;如用缩瞳剂反而使眼压升高,而散瞳睫状肌麻痹剂可使眼压下降、前房加深,则按上述办法治疗恶性青光眼。

(2)白内障摘除在原发性闭角型青光眼治疗中的作用:在不同的医疗中心,不同的医师曾分别报告了在原发性闭角型青光眼治疗中摘除晶状体的优点。晶状体摘除能有效地控制原发性闭角型青光眼,尤其是急性闭角型青光眼的升高的眼压。假如是成熟期或肿胀期白内障,很容易决定晶状体是否应摘除。实际上,多年来对于成熟期的白内障这已被用为治疗急性闭角型青光眼的有效方法。有些学者报道,为了增进视力而摘除白内障,同时附带的好处是降低了原发性闭角型青光眼患者的眼压。相反地,在原发性开角型青光眼,摘除了晶状体并不能使眼压下降。假如晶状体透明,或有轻微白内障,在决定是否要摘除晶状体是有争议的。但是越来越多的医师同意在这种情况下,在选择性的病例,应考虑摘除晶状体,因为对于原发性闭角型青光眼是有益的。传统的治疗方法是作虹膜切开,虹膜成形术和白内障摘除这两种相对新的方法,不久将更广泛地用于 PACG的治疗。晶状体摘除使窄的房角加宽,并常可使关闭的房角开放,在 PACG 尤其是瞳孔阻滞型者,可使升高的眼压下降。

(3)单纯摘除晶状体:传统的摘除晶状体是为了增加视力,多年来白内障摘除的标准是白内障影响了视功能,或最佳矫正视力≤0.3。最近白内障摘除及人工晶状体植入有了新的适应证,这种新的适应证是基于前房角的宽度是与有晶状体存在而部分相关的原则。前房角镜研究和超声生物显微镜研究表明,一个10°的窄房角在摘除晶状体后房角可加宽到40°,使各个象限的房角均加宽。这一信息对于处理闭角型青光眼引起了极大兴趣。医师们曾对房角窄的和部分关闭的、眼压高的或因晶状体前移而使前房浅的闭角型青光眼患者摘除其晶状体,获得了满意的效果,其房角加宽,前房加深,更重要的是眼压降低了。Hayashi等报道在闭角型青光眼患者作白内障超声乳化摘除后,房角从19°加宽到36°,前房深度由1.89 mm增加到3.94 mm,眼压从2.9 kPa(21.4 mmHg)降至2.0 kPa(15.0 mmHg)。多年来已采用晶状体摘除治疗伴有成熟期或肿胀期白内障的原发性闭角型青光眼。晶状体摘除曾治愈这些青光眼患者。但另一方面,对于摘除轻度或早期白内障,尤其是透明晶状体是有争议的。

对于原发性闭角型青光眼单纯摘除白内障而不同时作滤过手术可能对控制眼压是有作用的。Wishart 和 Arkinson 于 1989 年报告,原发性闭角型青光眼患者在作白内障囊外摘除及人工晶状体植入术后,不用降眼压药物,眼压＜2.8 kPa(21 mmHg)者占65％对照组是原发性开角型青光眼患者,同样的手术后,对于眼压控制没有影响。

前房角镜检查很重要,如在虹膜切开后,房角关闭继续进展,白内障囊外摘除或超声乳化摘除,将阻止房角关闭的进展。房角分离术是为急性和慢性闭角型青光眼设计的分开周边前粘连以保存其小梁功能的手术。许多医师不赞成做这种手术,认为是无效的,但是有些医师认为它是安全的,当与白内障摘除同时作时更为有效。

Teekhasaenee 和 Ritch 的方法是用 Barkan 手术前房角镜,从前房穿刺口进入一钝头刀,在房角关闭处,将刀向后压,使房角机械性的被分开,直到小梁网开放。另一种方法是非接触的方法,用黏弹剂分离房角粘连。最好是在摘除白内障尚未植入人工晶状体时作。前房内注入黏弹剂,用 Rycroft 针伸到关闭的房角处,注入黏弹剂应用机械作用分开粘连,当最初的粘连被分开后,将针向前伸分开深部粘连。这种非接触的方法是非创伤性的,并且是有效的。

争论焦点不应仅集中在晶状体是否混浊,因为更重要的目的是治疗青光眼。如房角关闭在180°以上,仅作晶状体摘除眼压可能被控制。如粘连≥270°,如仅作晶状体摘除则常不恰当,术后还需要加用药物、做虹膜成形术或滤过手术。急性闭角型青光眼作晶状体摘除特别有价值,因为是新的粘连,晶状体摘除或虹膜成形术可使粘连分开。

(4)小梁切除或白内障摘除的选择:伴有白内障而眼压未能被控制的青光眼,处理的方法有3种可供选择。①三联手术(小梁切除,白内障摘除及人工晶状体植入)。②先做小梁切除,以后做白内障摘除。③先做白内障摘除,以后做小梁切除。

Gunning 和 Greve 总结指出,在 PACG 患者滤过手术常有并发症,而且常会使视力下降,对于急性或慢性闭角型青光眼,选择做白内障摘除,以后再考虑是否作小梁切除术,已成为更乐于被接受的方法。过去曾有争议的而今天已经很清楚的是先单纯做白内障摘除,然后密切随访。因为在许多病例白内障摘除可以降低眼压,加宽房角而治愈青光眼。另外,晶状体摘除后,如眼压仍高,仍可选择作小梁切除术。因为三联手术的并发症的概率较高,所以不先做三联手术,三联手术的优点是只做一次手术,但是现在认为,白内障摘除也是在一次手术中可以改进眼压,另外它也比较安全。对于周边前粘连存在时间长的病例,可做三联手术,仅做白内障摘除可能不能打开慢性关闭的房角。小梁切除术不是首选手术,因为它有并发症,在 1～3 个月内白内障会进展,需要做白内障手术。在原发性闭角型青光眼晶状体摘除(白内障囊外摘除术或超声乳化术)已成为重要的控制升高的眼压的方法。

第三节　继发性青光眼

继发性青光眼是由其他眼病所引起的,占全部青光眼的 20％～40％,多为单眼。由于原发眼病的不同,临床表现亦各异。应针对原发病进行治疗,同时用药物控制眼压,必要时进行手术治疗。

一、继发于角膜病

角膜溃疡或角膜炎有时并发急性虹膜睫状体炎而继发青光眼。角膜粘连性白斑、虹膜周边前粘连及瞳孔后粘连等都能影响房水的排出而引起继发性青光眼。

二、继发于虹膜睫状体炎

急性虹膜睫状体炎。

虹膜异色性睫状体炎青光眼常在色素少的眼发生,有并发白内障时更易发生。其病理改变为小梁硬化及小梁间隙阻塞。临床过程则与单纯性青光眼相似。皮质激素治疗本病无效,可用药物控制眼压,必要时做滤过手术。并发白内障时,摘除晶状体可能控制眼压。

青光眼睫状体炎综合征又名 Posner-Schlossmann 综合征,为常见的继发性青光眼。

(一)临床表现

本病多发生于青壮年,常为单眼反复发作,偶有双眼者。发病急,多有闭角型青光眼症状,但前房不浅,房角开放,结膜有轻微睫状充血,角膜上皮水肿,有少量大小不等的灰白色沉着物,大的常呈油脂状,房水中偶见浮游物,闪光弱阳性,瞳孔轻度开大、对光反应仍存在,眼压中度升高。每次发作一般持续3～5 天,偶有延续数月者。常可自行缓解。由于每次发作持续时间不长,对视功能影响不大,视盘及视野一般不受侵犯。但有些病例长期反复发作后,也会产生视盘和视野损害。

(二)病因

目前尚不十分明了,近年来试验研究证明本病是由于房水生成增多和房水流畅系数下降所致。发作时房水中前列腺素的含量显著增加,使葡萄膜血管扩张,血-房水屏障的通透性增加,导致房水生成增加;同时由于前列腺素增加还可抑制交感神经末梢释放去甲肾上腺素或直接拮抗去甲肾上腺素的生物效应,而去甲肾上腺素是调节房水排出的重要介质,小梁失去正常的调节而导致房水流畅系数下降和眼压升高。本病可同时合并双侧单纯性青光眼。在急性发作后,高眼压持续时间较长,药物治疗不易缓解。对于反复发作者,应于发作间歇期作排除原发性青光眼的检查,以免延误治疗。

(三)治疗

局部滴用或结膜下注射地塞米松或泼尼松龙,可抑制前列腺素的释放,降低血-房水屏障的通透性。滴 1％肾上腺素液、0.25～0.5％噻吗心安或 1％～2％美特朗、0.5％贝他根、0.25％倍他舒或 1％普萘洛尔液可降低眼压。因缩瞳剂可使血管扩张增加血-房水屏障的通透性,应尽量少用或不用。口服吲哚美辛(25～50 mg,每天 3 次),或氟芬那酸(200～400 mg,每天 3 次),可以抑制前列腺素的生物合成,后者并能直接拮抗前列腺素的生物效应,还可服用碳酸酐酶抑制剂降低眼压。

如合并原发性开角型青光眼,在急性发作时可集中使用皮质激素或非皮质激素类消炎药欧可芬以控制炎症,但用药时间不宜过长,前者可能引起眼压升高;病情缓解后,可用降压药物控制原发性青光眼。此病不宜手术,因术后仍有复发;但在药物不能控制并存的单纯性青光眼时,于发作缓解期作抗青光眼手术则可控制原发性青光眼。

三、继发于晶状体改变

(一)晶状体脱位

晶状体半脱位压迫房角或刺激睫状体而使眼压升高。本病常伴有房角后退,眼压升高可能与此有关。一般可用药物治疗,必要时可摘出晶状体。晶状体完全脱入前房可使眼压骤升,应立即将其摘出。晶状体脱入玻璃状体很少引起青光眼,可暂不处理,但有可能引起晶状体溶解或过敏性葡萄膜炎。

(二)晶状体肿胀

白内障的肿胀期,晶状体肿胀、变厚可引起瞳孔阻滞而继发青光眼,尤其是易发生于小眼球浅前房的患者。摘除晶状体可解除瞳孔阻滞治愈青光眼。如果已有周边前粘连，则应做白内障和抗青光眼联合手术。

(三)晶状体溶解性青光眼

发生于过熟期白内障，由于晶状体囊皮变薄或自发破裂，液化的晶状体皮质漏到前房，被噬细胞吞噬，这些细胞和晶状体皮质堵塞小梁间隙而引起急性或亚急性青光眼。其特征为前房深，房角开敞，在角膜后壁、房水、房角、虹膜及晶状体表面有多量灰白色具有彩色反光的碎片，系含有蛋白颗粒的肿胀的噬细胞及晶状体皮质。最有效的疗法是用药物控制眼压后立即做晶状体摘除术。术后眼压一般可恢复正常，甚至术前光功能不确者，术后也可获得较好视力。

(四)晶状体颗粒性青光眼

晶状体颗粒性青光眼又称晶状体皮质残留性青光眼，见于白内障囊外摘出或偶尔见于白内障肿胀期囊膜自发破裂后。前房内有松软或颗粒样晶状体皮质，常伴有不同程度虹膜炎症，故常有相应的虹膜后粘连或前粘连，房角开放有较多晶状体皮质或有周边前粘连。可用皮质激素和抗青光眼药物，不用缩瞳剂；如眼压不能控制，可做手术冲吸前房内晶状体皮质。

(五)晶状体过敏性眼内膜炎继发青光眼

这是由于对晶状体物质过敏而引起的眼内膜炎，可发生于晶状体囊皮完整或自发破裂以及囊外摘出后有晶状体皮质残留者。前房炎性反应明显，有多量白细胞渗出，角膜后壁有成团的沉着物。在急性反应时眼压多偏低，当小梁和房角发生损害后则产生青光眼其治疗措施是摘除晶状体或取出残留皮质。

四、外伤性青光眼

(1)钝挫伤引起前房积血或房角后退时可导致继发性青光眼。前房少量积血，一般在数天内即可吸收；当出血量多，尤其是反复继发出血时，常引起继发性青光眼，可并发角膜血染。房角后退继发青光眼(图 6-13)早期发生者多在伤后数周内发病，由于小梁受损伤，使房水流出受阻，但伤后同时伴有房水分泌减少，所以眼压可不升高。当房水分泌正常后眼压即升高，常可持续数月至数年，但多在 1 年内外流管道修复，眼压亦恢复正常。晚期发生者可发生在伤后 10 年或更晚，是由于外伤后角膜内皮细胞形成玻璃样膜覆盖了房角，或继发了虹膜周边前粘连。这种晚期青光眼是顽固的。

房角后退或称前房角劈裂(图 6-14)是睫状体表面的外伤性撕裂。为睫状体的环行肌和纵行肌之间发生撕裂和分离,因环行肌与虹膜相连,环行肌挛缩将引起虹膜根部后移,而纵行肌仍附着在原位的巩膜突,因而房角变深。Howard (1969)将房角后退分为浅、中、深3度。①浅层撕裂:为葡萄膜网部的破裂,睫状体带及巩膜突暴露,睫状体带较健眼明显加宽,巩膜突色较白,有时可有色素沉着。睫状体表面没有真正的外伤裂隙。②中层撕裂:睫状肌纤维间出现肯定裂隙,虹膜根部与睫状体前面后移,较健眼房角加宽而深,睫状体带的宽度可为正常眼的数倍,后退的范围常超过180°。③深层撕裂:睫状体有深层裂隙,而裂隙的尖端前房角镜检查看不见,有时可有广泛的睫状体解离。

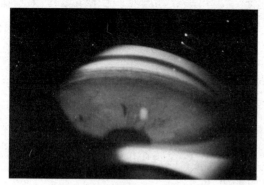

图 6-13　房角后退性青光眼

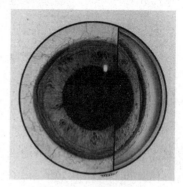

图 6-14　房角劈裂

睫状体解离是睫状体与巩膜突分离,使前房与睫状体上腔相通,眼压为降低。

房角后退的患者对于局部激素试验多呈高度反应,说明具有青光眼遗传基因的人,在外伤后更容易发生继发性青光眼。治疗与开角型青光眼相同。

(2)穿通伤后由于眼内组织嵌入伤口,或由于晶状体囊膜破裂,皮质肿胀而引起。如眼内有异物存留,可由于炎症、铁锈或铜锈沉着使小梁发生改变而致眼压升高。对眼球穿通伤,应妥善做好初步处理,使伤口内不嵌顿眼内组织。白内障所致的青光眼应摘出晶状体,总之应根据引起青光眼的病因酌情处理。

五、继发于血液异常、眼内出血和血管疾病

(一)血液异常继发性青光眼

巨球蛋白血症、高蛋白血症和红细胞增多症等由于血清中有大分子量的球蛋白或增多的红细胞而使血液黏稠度增加、血流缓慢,容易形成血栓。视网膜中央静脉血栓形成患者中,有10%～20%可发生继发性青光眼。有时 Schlemm 管

内也可有血栓形成而引起急性青光眼。房角是开放的,可用药物治疗,但效果差。患急性白血病时,葡萄膜有白细胞浸润,常并发眼压升高。虹膜明显充血,纹理消失,表面有新生血管,常伴有前房积脓或积血,眼局部对放疗敏感。

(二)前房积血

眼压升高与出血量有关,出血超过前房 1/2 者易引起继发性青光眼。并发症为角膜血染和视神经损害,其发生与眼压升高有关,角膜血染是在前房积血持续时间较长,前房积血量大,眼压升高及直接附着在角膜内皮上的血液毒素,使角膜内皮功能失代偿,角膜内皮的渗透性发生改变,红细胞渗入角膜实质,引起角膜血染。早期血染在后部角膜基质中,表现为黄色颗粒状改变,或呈半透明红色,角膜透明度下降,此过程可迅速发展,有时在 24 小时内整个角膜被血细胞浸润,随着血小板的降解作用,角膜逐渐显得发亮,呈不透明的绿色,可持续数年。角膜血染的消退过程是从角膜周边部开始逐渐向中央部变透明。在角膜内皮有损害时,眼压正常情况下也可致角膜血染。无并发症的前房积血可采用非手术治疗,一般所有减少再出血或促进血液吸收的药物治疗效果不肯定。减少房水生成药物和高渗剂可预防角膜血染和视神经损害。如药物治疗不能控制眼压,可手术冲洗前房积血或取出血块。

(三)溶血性青光眼

眼内出血,尤其是玻璃体出血后,红细胞的破坏产物和含有血色素的巨噬细胞,有时可阻塞小梁引起急性眼压升高。其治疗与单纯性青光眼相同,但也可将红细胞碎屑冲出,使眼压下降。

(四)血影细胞性青光眼

各种原因所致玻璃体出血,红细胞发生变性,从红色、双凹、柔韧的细胞变为土黄色、圆形不柔韧的血影细胞,通过破损的玻璃体前界膜进入前房,进入前房的血影细胞可机械性阻塞小梁网,可引起急性眼压升高的开角型青光眼。患者症状取决于眼压的高度。角膜后壁可有土黄色细胞沉着,房水中有棕黄色细胞浮游,可有假性前房积脓,如有新鲜红细胞则位于土黄色血影细胞下方。前房角为开角,覆以薄层土黄色细胞,使小梁网呈棕黄色或完全遮盖房角结构,下方尤为明显。玻璃体呈典型土黄色,在前玻璃体中可见多数细小黄褐色颗粒。抽取房水或玻璃体用相差显微镜可直接查到血影细胞,或染色后用普通显微镜检查。

有学者认为用普通光学显微镜,能清晰准确地识别血影细胞。当血红蛋白发生不可逆性变性,形成变性株蛋白小体而沉淀时,可用结晶紫将其细胞染色后进行观察。有学者报道用1%甲紫染色,在光学显微镜下检查血影细胞的胞膜呈紫红色斑点状,而正常红细胞不被甲紫染色。因甲紫是一种碱性染料,沉积在血影细胞膜上的变性株蛋白为酸性物质,故能使血影细胞着色。检查时如轻击载玻片,可见染色的不能变形的血影细胞在悬浮的标本内漂动。

血影细胞性青光眼为一过性;可持续数月,未有报告引起小梁永久性损害者。开始用抗青光眼药物治疗;如不能控制眼压则彻底冲洗前房,必要时可重复做,很少需做玻璃体切除。

(五)血铁质沉着性青光眼

血铁质沉着性青光眼为一种慢性继发性开角型青光眼,多有长期反复眼内出血史。小梁内皮细胞吞噬溶解变性的血红蛋白,血红蛋白的铁离子氧化成氧化铁,它与组织蛋白或含巯基类蛋白质结合成铁蛋白质化合物沉着于角膜、视网膜、小梁网等眼内组织,可使小梁变性、硬化和间隙闭塞而致眼压升高。可根据出血病史、眼组织的铁锈样沉着物、小梁网呈棕红色、房水中查不出血影细胞等作出诊断。治疗用抗青光眼药物控制眼压。

(六)新生血管性青光眼

新生血管性青光眼是指虹膜和小梁表面有新生的纤维血管膜,使虹膜与小梁和角膜后壁粘连所造成的青光眼。虹膜上的新生血管形成典型的虹膜新生血管丛或称虹膜红变,使虹膜组织模糊不清,呈暗红色,瞳孔开大,对光反应消失,由于血管膜收缩而使瞳孔缘色素上皮外翻。因虹膜新生血管丛容易破裂,反复发生前房积血,故又名出血性青光眼。本病极顽固,患者异常疼痛,常导致失明。

虹膜新生血管丛易发生于一些引起视网膜缺氧的疾病,如视网膜中央静脉阻塞、糖尿病性视网膜病变、视网膜中央动脉阻塞、恶性黑色素瘤和视网膜脱离等,尤以前两种病比较多见。由糖尿病引起者常发生于有增殖性视网膜病变及反复出血者。由于视网膜缺氧而产生血管形成因子,引起虹膜表面和小梁网的纤维血管膜增殖。初期它们覆盖开敞的房角,后期纤维血管膜收缩形成房角周边前粘连,均可导致顽固的眼压升高,其临床过程可分为3期。

1.青光眼前期

瞳孔缘周围虹膜有毛细血管丛扩张和细小新生血管,逐渐向虹膜根部进展。前房角正常或有少量新生血管。此期眼压正常。

2.开角型青光眼期

虹膜新生血管融合,前房有炎症反应。房角开放但有多量新生血管,眼压突然升高。

3.闭角型青光眼期

纤维血管膜收缩,虹膜变平,瞳孔开大,瞳孔缘色素层外翻,虹膜与晶状体间距离加大,房角广泛周边前粘连或完全关闭,眼压升高。

完全性视网膜中央静脉阻塞在发病后 3 个月内约有 20％发生继发性青光眼,而单纯性青光眼又常容易发生视网膜中央静脉阻塞。这两种疾病常相继发生的机制目前尚不清楚。视网膜中央动脉阻塞后发生继发性青光眼者仅占 1％,眼压升高大多发生在动脉阻塞后 5～9 周,较静脉阻塞继发青光眼所间隔的时间要短得多。

对本病的治疗,分泌抑制剂或手术治疗效果均不满意。用缩瞳剂可使充血及疼痛加重。局部应用皮质激素和阿托品能缓解症状,但不能降低眼压。由于视网膜血管病变及继发性青光眼而已失明者,为解除痛苦可摘除眼球。如尚残存有用视力,可作引流阀置入术,效果较其他引流手术好,术前应降低眼压,术中穿刺前房时动作要慢,以尽可能减少前房积血。也可试行小梁切除术。强化的冷凝治疗可使虹膜血管暂时消退。

近年来,应用全视网膜激光凝固治疗出血性青光眼取得了一定的疗效。全视网膜光凝可使视网膜萎缩,使其不至于缺氧,消除了产生血管新生的因素,并可使虹膜和房角的新生血管萎缩。此疗法适用于早期病例,在房角被纤维血管膜封闭以前,可使房角的血管消退,并能使部分粘连拉开。如同时加用药物,眼压可能被控制。

青光眼前期做全视网膜光凝是预防虹膜红变和新生血管性青光眼最有效的治疗方法。视网膜中央静脉阻塞,在虹膜红变前期,即视网膜有广泛毛细血管非灌注区或虹膜有异常血管荧光渗漏,也适于做预防性全视网膜光凝。屈光间质混浊时可做全视网膜冷凝或房角新生血管直接光凝。所有新生血管性青光眼病例,除做降眼压手术外,均应做全视网膜光凝或冷凝术,以解除其产生视网膜或虹膜新生血管的病因,可根据具体情况,选择在降眼压手术之前或手术后作。

(七)上巩膜静脉压升高引起的继发性青光眼

上腔静脉阻塞、纵隔肿物、颈动脉-海绵窦瘘、球后占位性病变和内分泌性眼球突出等可使上巩膜静脉压升高,房水排出因而受阻而导致眼压升高。此时 C 值正常,房角也无异常,但 Schlemm 管内可有血液,常伴有球结膜水肿和血管迂曲扩张、眼球突出以及视盘水肿。卧位时眼压明显升高。在动静脉瘘的患者,偶尔合并新生血管性青光眼。应针对原发病治疗。

参 考 文 献

[1] 王桂初.精编眼科疾病诊疗学[M].长春:吉林科学技术出版社,2019.

[2] 李玲.现代眼科疾病诊疗学[M].昆明:云南科技出版社,2020.

[3] 李梅.眼科疾病诊断治疗实践[M].天津:天津科学技术出版社,2021.

[4] 吕天伟.现代眼科常见疾病诊疗[M].南昌:江西科学技术出版社,2019.

[5] 孙晓雯.实用眼科疾病诊疗[M].北京:科学技术文献出版社,2020.

[6] 黄静.实用眼科疾病诊治[M].天津:天津科学技术出版社,2019.

[7] 韩启超,张素红,牟丽丽.眼科疾病诊疗学[M].沈阳:辽宁科学技术出版社,2022.

[8] 冯梅艳.现代眼科疾病诊疗与护理[M].哈尔滨:黑龙江科学技术出版社,2019.

[9] 郑得海.眼科疾病诊疗学[M].长春:吉林科学技术出版社,2020.

[10] 李青松.实用眼科疾病诊疗精要[M].北京:科学技术文献出版社,2019.

[11] 郝艳洁.精编眼科疾病诊疗方法[M].天津:天津科学技术出版社,2020.

[12] 赵刚.现代五官科疾病诊疗实践[M].北京:中国纺织出版社,2022.

[13] 刘瑞斌.临床眼科疾病诊疗基础与技术[M].北京:科学技术文献出版社,2019.

[14] 马伊.新编眼科疾病诊疗学[M].天津:天津科学技术出版社,2020.

[15] 鲍莹.眼科疾病的现代诊断与治疗[M].北京:科学技术文献出版社,2020.

[16] 苏杰.眼科疾病临床诊疗[M].北京:科学技术文献出版社,2019.

[17] 晁岱岭.眼科疾病临床诊疗要点[M].南昌:江西科学技术出版社,2020.

[18] 陈景尧.临床常见眼科疾病诊治对策[M].北京:科学技术文献出版社,2020.

[19] 庞凤.眼科疾病临床诊疗思维[M].哈尔滨:黑龙江科学技术出版社,2019.

[20] 乔岗.临床眼科疾病诊疗实践与技术精要[M].北京:科学技术文献出版社,2020.

[21] 李兰.现代眼科疾病规范诊治与新进展[M].天津:天津科学技术出版社,2020.

[22] 陈中山.眼科疾病临床诊疗精要[M].北京:科学技术文献出版社,2019.

[23] 李艳丽.眼科检查技术与疾病概要[M].沈阳:沈阳出版社,2020.

[24] 何伟.白内障就医指南[M].北京/西安:世界图书出版公司,2020.

[25] 邵毅.眼科疾病临床诊疗技术[M].北京:科学技术文献出版社,2019.

[26] 张树洪.临床眼科疾病学[M].上海:上海交通大学出版社,2018.

[27] 李琳琳.临床常见眼科疾病诊疗[M].北京:科学技术文献出版社,2021.

[28] 赵耀.常见眼科疾病临床诊疗与实践[M].天津:天津科学技术出版社,2019.

[29] 彭剑晖.眼科疾病检查与治疗[M].昆明:云南科技出版社,2018.

[30] 高秀华.现代眼科疾病诊断与治疗[M].上海:上海交通大学出版社,2018.

[31] 王斌,李青松,韦乐强,等.临床眼科疾病诊疗实践[M].北京:科学技术文献出版社,2019.

[32] 沙倩.眼科疾病临床诊疗与新进展[M].天津:天津科学技术出版社,2021.

[33] 蒋黎琼,路璐.眼科诊疗实践[M].南昌:江西科学技术出版社,2018.

[34] 陈迪.实用眼科诊疗学[M].长春:吉林科学技术出版社,2019.

[35] 田爱军.眼科疾病处置精要[M].武汉:湖北科学技术出版社,2018.

[36] 韦振宇,梁庆丰.真菌性角膜炎诊治新进展[J].中华眼科杂志,2020,56(8):631-636.

[37] 王美华,贾娟,徐丽.妥布霉素滴眼液和左氧氟沙星滴眼液治疗细菌性结膜炎的疗效观察[J].检验医学与临床,2020,17(3):363-365.

[38] 蒋鹏飞,彭俊,欧晨,等.视网膜色素变性的实验研究进展[J].国际眼科杂志,2020,20(6):970-973.

[39] 冯晶晶,么莉,安磊,等.我国白内障摘除手术效果及影响因素分析[J].中华眼科杂志,2021,57(1):63-70.

[40] 陈君毅,孙兴怀,陈雪莉.合理应用晶状体摘除手术治疗原发性闭角型青光眼[J].中华眼科杂志,2020,56(1):9-12.